KB010578

면역력을 증가시키는

효소 건강법

후지모도 다이사부로 지음

강재만 감수

김용환 옮김

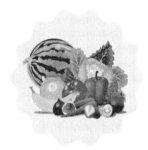

뱅크북

건강과 장수를 위한 필수요소, 효소

오늘날 웰빙 시대를 맞이하여 효소에 대한 관심이 점점 높아지고 있다. 특히 풍요로운 시대를 맞이하여 대부분의 주식이 쌀밥으로 바뀌면서 다시금 효소에 대한 관심이 커지고 있다. 그리하여 누구나 '효소'라는 말은 알고 있다. 그런데 효소가 도대체 무엇이며 우리 인체에 어떤 효과를 주는가에 대해서는 잘 알지 못하고 있다. 그래서 효소에 대한 글을 써보려고 결심하였다.

효소는 비누 같은 데에 들어 있어서 우리와 오래전부터 매우 친숙하다. 효소는 1806년 베켈링이라는 학자가 고기를 소화시키는 효소인 펩신이 단백질이라는 것을 밝혀내었고, 1926년에는 미국의 생화학자인 섬녀가 콩에서 유레이스라는 효소를 발견하면서 전 세계적으로 알려지게 되었던 것이다.

효소는 단백질이다. 우리 몸의 세포가 가지는 효소는 주성분이 단백질이다. 여기서 주성분이라고 하는 것은 단백질인 효소가 다른 물질의 도움을 받기도 하기 때문이다.

우리 몸에서 일어나는 화하반응은 효소 없이는 거의 일어나지 않는다. 다시 말하면 효소가 화학반응을 일으킨다고 말할 수 있다. 따라서 우리 몸의 진정한 일꾼은효소이며, 효소가 일을 하면 화하 반응이 일어나고, 그러면 우리 몸에 어떤 변화가 일어나는 것이다.

효소는 단백질로 이루어져 있다. 그러므로 단백질은 우리의 일꾼을 만드는 재료인 셈이다. 그만큼 효소는 우리 몸에 없어서는 안 될 요소인 것이다. 그런데 오늘날 많은 사람들이 효소의 가치를 제대로 알지 못하고 있다. 그리하여 효소의 참된 가치와 그 기능을 제대로 알리기 위해 본서를 집필하게 되었다.

효소에 대한 많은 서적들이 출간되었으나 대부분 전문서적으로 일반인들이 이해하기가 어려운 점도 사실이다. 그리하여 이해하기 쉽도록 전문적인 내용은 가급적 피하려고 노력하였다.

본서는 효소에 대해서 비전문가나 일반인 누구도 알기 쉽게 풀이하였다. 특히 부록으로 효소를 통해서 건강을 회복한 사람들의 실제 이야기를 게재하여 효소가 질병 치료에도 효과가 있음을 입증하였다. 번서를 통하여 많은 독자들이 효소를 제대로 알고 활용하여 더욱 건강한 삶을 누리기를 기원한다.

필자 **후지모토 다이사브로**

새롭게 부상한 건강식품, 효소

오늘날 모 효소제품 제작회사가 각 신문마다 자사 효소제품을 전면으로 광고를 내면서 효소가 사람들에게 많이 알리게 되었다. 그래서 여자는 효소에 대해 관심을 갖고 있던 본서를 대하면서 번역하여 많은 사람들에게 효소를 알리고자 번역하게 되었다. 본서는 비록 출판된 지 오래되었지만 저자는 효소에 대해서 구체적으로 상세하게 설명하면서도 일반인 누구나 읽을 수 있게 쉽게 썼다고 생각한다.

사실 효소는 오래전부터 건강식품으로 건강을 추구하는 많은 사람들로부터 관심을 받아온 것으로 새로운 제품은 아니다. 단지 광고를 통해서 더 많은 사람들의 입에서 회자되고 있는 것은 분명하다.

효소란 무엇인가? 한 마디로 말해서 단백질이다. 그러나 그냥 단백질이 아니고 '활성화된 단백질'이다. 이 단백질은 특별한 모양을 지니고 있다.

효소는 단백질 분자로서, 우리 몸속에서 음식물을 소화시키면서 뼈와 피부를 만들고 해독작용을 하는 등 일련의 중요한 활동을 하고 있다.

그런데 효소의 단점으로는 우리가 음식으로 만들기 위하여 고온으로 요리하게 되면 이 효소는 더 이상 자기 역할을 하지 못하게 된다는 점이다. 다시 말해서 고온으로 처리하면 효소는 그 생명력을 잃고 만다. 따라서 효소를 우리의 생명을 연장시키고 건강한 식품으로 사용하기 위해서는 사용할 때 몇 가지 주의할 점이 있다. 그런 중요한 사항도 본서에 다루었다.

우리 인간은 누구나 무병장수를 꿈꾼다. 아무런 병 없이 건강하게 오래 살기를 바란다. 그러나 이 세상의 어떤 음식이나 약도 우리를 무병장수를 보장해주지 않는다. 그럼에도 불구하고 우리에게 건강을 지키고 가급적 장수를 할 수 있도록 하는 약이나 음식 외에 건강보조제가 있다. 그 건강보조제 중의 하나로 필자는 효소를 뽑았다.

만일 질병을 극복하고 활력이 넘치는 생활을 하고 싶고, 장수를 원하는 사람으로 비타민이나 미네랄 등 보조제를 복용하여도 별다른 특효를 보지 못한 사람이 있다본서를 한 번 구독하기를 권한다. 본서를 통해서 독자들은 지금까지 알지 못했던 효소의 가치를 깨닫게 될 것이다.

아무쪼록 독자들은 본서를 통해서 효소의 신비한 비밀과 능력

을 깨달아 모두 효소를 섭취하여 건강하고 활기찬 삶을 누리기를
바라는 바이다.

감수자 **강재만**

차례

부록 **효소로 각종 질병을 치료한 사람들의 사례**

Part 1

신비로운 효소의 세계

1
효소란 무엇인가?

효소는 눈으로 전혀 볼 수 없다. 효소는 1억분의 1미리 밖에 안 되는 단백질 조각이기 때문이다.

효소는 1785년 이태리의 라자로 스파란짜니가 처음 발견했다. 즉 위액인 펩신을 발견한 것인데 이때는 지금처럼 '~아제(영어로 -ase)' 라는 명칭이 붙기 전이었다.

그 후 1833년에는 프랑스의 페이안과 베루소가 공동으로 디아스타제, 즉 아밀라제를 발견했다. 또한 1926년 미국의 샘녀는 콩에서 우레아제라는 효소를 결정체로 추출했는데, 이때 효소가 단백질임을 밝혀냈다. 그런데 효소가 일종의 촉매단백질이라고 말할 수 있게 되기까지는 10년이 걸렸다.

효소의 영어 표기 엔자임(Enzyme)은 희랍어에서 유래한 것으로 효모(Yeast)의 안에 있는 어떤 물질이라는 의미이다.

참고로 알코올을 생산하는 공정에서는 효모가 이용되고 있는

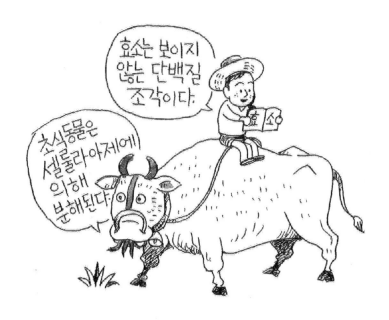

데 이 효모 안에 12가지 효소가 작용한다.

효모는 빵이나 맥주, 포도주 등을 만드는데 사용되는 미생물로, 곰팡이나 버섯의 무리로서 균사가 없고, 광합성능이나 운동성도 가지지 않는 단세포 생물을 총칭해서 효모로 부르고 있다.

전형적인 효모의 크기와 형태는 출아에 의해 증식하는 크기 8 ㎛의 타원형이나 구형의 세포이다.

우리 인체 내에는 수천 종의 효모가 존재하며 사람이 생존하기 위해 몸 속에서는 수천 가지의 생화학반응을 동시다발적으로 진행하고 있다. 그리고 이 모든 반응은 각각 독립적으로 진행되고 있다.

탄수화물은 아밀라아제가 작용해서 글루코스(포도당)로 분해되고 지방(기름)은 리파아제에 의해 알코올과 지방산으로 분해된다.

그리고 섬유질 셀룰라아제에 의해 분해되는데 이는 복합탄수화물로써 사람과 같은 잡식동물은 해당되지 않고 초식동물에게만 해당된다.

효소의 종류에는 다음과 같은 것이 있다.

● 효소의 종류

1) 산화환원효소: 생물체의 산화, 환원 반응을 촉매하는 모든 효소를 말한다. 산소나 수소, 또는 전자를 붙이거나 떼는 산화의 기능을 하며, 환원반응을 수행한다.

2) 전이轉移효소: 전달효소라고도 하며, 물 이외의 화합물에 특정기를 전위시킨다. 화합물 간에 원자 또는 원자의 그룹을 옮기는 작용을 한다.

3) 가수加水분해효소: C–O, C–N, C–C 결합 등의 가수분해 반응을 촉매하는 효소이다. 가수분해는 물 분자를 첨가해서 큰 분자를 쪼개는 반응이다. 물을 사용하여 화합물을 분해한다.

4) 탈리脫離효소: 리아제(Lyase)로도 불리며 기질로부터 가수분

해에 의하지 않고 어떤 기^{基}를 떼어 내어 기질분자에 이중결합을 남기거나 또는 이중결합에 어떤 기를 붙여주는 효소들이 포함된다. 화합물에서 반응기를 잘라낸다.

5) 이성질화^{異性質化}효소: 기질 분자의 분자식은 변화시키지 않고 다만 그 분자구조를 바꾸는 데에 관여하는 모든 효소들이 포함된다. 분자 내의 위치적 또는 구조적 전환을 촉매하는 효소이다.

6) 합성^{合性}효소 : ATP 혹은 유사 triphosphate 등의 pynophosphate 결합의 계열과 짝지음에서 2개의 분자를 결합시키는 효소.

●식품효소의 종류

식품효소로는 다음과 같이 네 종류가 있다.
1)리파아제
2)프로테아제
3)셀룰라아제
4)아밀라아제

2
효소의 생성

지구상에 존재하는 모든 생명체에는 반드시 효소가 있다. 생물에 의해 생산되는 생체촉매인 효소의 종류는 약 2,200 여개 정도 된다. 효소는 단백질로서 20종의 아미노산으로 이뤄져 있다.

예를 들어 대장균에는 2천 종류 정도의 효소가 존재하고 있는데, 이 효소는 유전자에 쓰인 설계도에 따라 생산된다.

1968년, 멘델은 어떤 요소가 다음 대(代)에 전달되는 유전의 법칙을 발견했다.

이 효소에 해당하는 것이 DNA이다. 1953년 왓슨과 클릭은 DNA(데옥시리보핵산)구조로서 2중 나선 모델을 제안했다.

지구상의 모든 생물은 DNA라고 하는 4종의 염기로 구성되는 유전자를 갖고 있다.

DNA는 염기라는 화합물 즉, 인산과 당이 결합해서 구성된 것으로 이 4종의 염기 중에 구아닌(Guanine)과 시토신(Cytosine), 그리고 아데닌(Adenine)과 티민(Thymine)은 2중 쇠사슬 모양으로 서로 결합된 나선구조를 하고 있다.

이 4종의 염기배열 방법에 따라 아미노산이 지정되며, 유전자에 쓰인 암호가 효소를 만들기 위한 아미노산 배열의 순서를 결정하는 것이다.

염기의 배열, 즉 효소의 유전정보는 DNA에서 받아 전령傳令 RNA라는 물질이 만들어진다.

이 RNA는 리보솜(Rivoxom)이라고 불리는 단백질 제조공장으로 가서 결합되고, 그 암호에 따라 끝에서부터 아미노산을 운반하는 전이轉移 RNA가 결합된다.

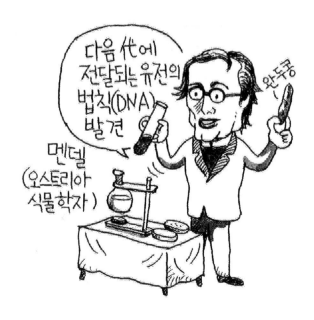

나아가 아미노산과 아미노산들이 결합해서 아미노산의 뭉치, 즉 폴리펩타이드(Polypeptide)를 생성한다.

폴리펩타이드(Polypeptide)는 리보솜에서 분리되고 수중(水中)에서 안정적인 구상球狀이 되어 특정기능을 가진 효소가 되는데 경우에 따라서는 몇 개의 구상 단백질이 모여 한 개의 효소를 형성하기도 한다.

이렇게 만들어진 효소는 예컨대 고초균枯草菌의 경우와 같이 균의 몸체 안에 머물게 되면 '균체내 효소'라고 하고, 세포막을 통과해서 몸체 밖으로 배출되면 '균체외 효소'라고 한다.

3
효소의 공급원

효소에는 그 기능과 공급원에 따라 크게 세 가지로 분류된다.

(1) 혈액, 조직, 기관에서 작용하는 대사효소

(2) 생식으로부터 얻어지는 식품효소

(3) 소화효소

효소의 대부분은 생산한 생물의 세포 내에 존재하며, 생물체에서 볼 수 있는 화학반응을 촉매하고 있다. 이러한 화학반응을 물질대사라 부르고 있는데, 이들 물질 대사 각 단계는 특유한 효소에 의해 촉매되고 있다.

우리의 신체 기관은 대사효소들로 움직여진다. 대사효소는 음식물을 이용하여 건강한 조직을 생산하며 셀 수 없이 많은 임무를 수행한다.

자연은 식품 속에 효소를 넣어 우리가 음식물을 소화시킬 때 우리의 몸이 힘들게 효소를 배출하지 않도록 해놓았다. 우리는 많은 효소자원을 물려받았음에도 불구하고 점차 효소가 부족한 식생활 때문에 몸 속에 들어있는 효소 자원의 숫자가 줄어든다는 것이다.

4
효소의 힘

효소는 열과 알칼리, 산에 약하기 때문에 안정성을 유지해야하는 문제가 있다. 하지만 유전자공학을 응용해 효소를 유전자 레벨에서 개량하면 보다 안정된 구조를 가진 효소를 만들 수 있다. 이같은 기술을 단백질공학이라고 하며 부가가치가 높은 미래 산업으로 주목받고 있다.

효소는 앞서 말한 것처럼 통상적인 화학반응의 10의 7승(천만 배)에서 10의 20승(100억의 10승 배) 정도로 빠르게 반응하는 촉매기능을 갖고 있다.

예를 들어 우리 몸에 해로운 과산화수소를 분해하는 효소를 카탈라아제라고 부르는데, 이것은 1초 동안에 90,000개의 과산화수소분자를 분해하는 능력이 있다.

활성산소는 우리 인체 내에서 살균작용을 하는 유익한 물질이다. 그러니 필요 이상으로 생성되면 암과 같은 질병을 유발하기도 한다.

어떤 물질이든지 화학반응을 하기 위해서는 에너지가 필요하다. 이 에너지를 활성화에너지라고 하는데 화학반응을 일어나게 하기 위해서는 이 에너지의 벽을 뛰어넘어야 한다. 그런데 효소는 이 활성화 에너지를 낮은 수준으로 만드는 기능을 갖고 있다.

예를 들어 과산화수소를 분해하기 위해서 필요한 활성화 에너지는 75킬로joul(에너지 및 일의 단위)인데, 카탈라제를 작용시킬 경우, 7킬로 joule이면 된다. 즉 효소는 활성화 에너지가 10분의 1이면 되는 것이다.

카르보닉안히드라제라고 불리는 탄산탈수 효소 1개는 1초에 60만개의 이산화탄소와 물을 반응시킬 수 있다.

우리 몸에서 발생하는 이산화탄소는 물과 반응하여 폐까지 운반된다. 이 때 효소가 작용하는데, 1초에 10만 분자 이상의 이산화탄소가 작용한다.

효소가 없는 경우에 비해서 1,000만 배나 빠른 속도로 반응을 촉진하는 것이다. 이것이 효소의 힘이다. 효소의 특징은 그 빠른 속도 외에 또 하나는 특정 화학물질에만 반응하는 성질이다.

예를 들어 탄소 12개로 구성되는 물질로 자당薦糖인 스크로스(사탕수수, 사탕무 등의 식물에 들어 있는 이당류), 말토스(맥아당), 락토스(유당)가 있다.

하지만 효소는 이들 각각의 물질을 정확히 인식해서 각각 따로 빈틈없이 반응을 진행하는 능력이 있다. 이처럼 효소는 극히

선택적으로, 믿기 어려울 정도의 빠른 속도로, 그리고 아주 온화한 조건하에서 반응을 진행시키는 것이다.

우리 몸에서 일어나는 화학 반응은 체온 범위 내에서 1기압 아래서 일어난다.

이 때문에 현재 화학공업에서 사용하고 있는 무기화합물이 까다로운 조건하에서 반응이 이루어지는 것과는 달리 순간적으로 엄청난 규모의 생화학반응을 할 수 있는 것이다.

5
미생물과 효소

효소는 미생물을 이용해 생산하는데 이 미생물도 세포 내에 효소를 갖고 있으며 또 효소를 세포 밖으로 배출한다.

미생물이 효소의 자원으로서 동식물보다 뛰어난 점은 다음과 같다.

① 응용목적에 적합한 효소를 얻기 쉽다.

② 강력한 효소 생산균의 획득이 용이하다.

③ 단시간에 효소의 생산이 가능하다.

④ 생산 관리가 용이하다.

현재 전 세계적으로 약 400종류 이상의 효소가 공업적으로 생산되어 시장에서 유통되고 있다.

효소는 산성과 열에 약하다. 따라서 세제^{洗劑}의 경우 알칼리성에서 기능하는 효소를 사용한다. 즉 알칼리성 조건하에서 생육되고 있는 미생물이 만드는 효소를 사용하는 것이다.

이 세제에는 프로테아제와 리파아제가 혼합돼 있어서 옷에 묻은 단백질과 기름을 분해한다. 각각의 제품과 용도 별로 사용되는 효소는 아래와 같다.

●제품과 용도별로 사용되는 효소의 종류

맥주: 베타 글루카나아제, 알파 아밀라아제, 글루코아밀라아제, 프로테아제 사용

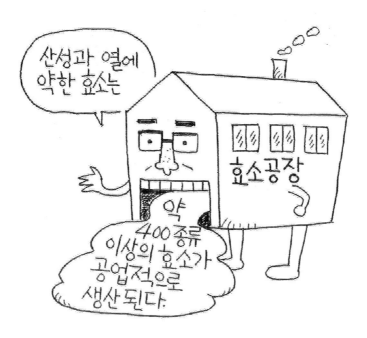

입욕제 : 프로테아제 첨가

치약 : 데키스토라나아제 사용

항생제 : 페니실린아시라아제 효소로 만든 아스피린계

위장약 : 타카디아수타아제 사용

틀리 세제 : 프로티아아제 함유

식품 선도^{鮮度} 보존용: 글루코스 옥시다아제

6
기타 여러 가지 효소와 아미노산

파파인: 육질을 딱딱하게 하는 원인 물질인 에라스틴을 분해하는데 많이 사용된다.

파파인·브로멜라인·프로테아제: 콜라겐을 분해한다.

된장: 국균麴菌을 이용해서 발효한 것. 보리, 쌀, 대두를 원료로 해서 여기에 아스페르질러스오리제균을 접종해서 발효시켜 국을 만들고, 이 국을 증자한 대두, 식염, 효모균과 섞어 숙성시킨 것이 된장이다.

즉 국균에 의해 생산된 아밀라제에 의해서 전분이 당화되어 글루코스가 되고 이것이 효모에 의해서 발효되어 된장이 되는 것이다.

알리이나제: 마늘에 작용해서 냄새를 내게 하는 효소

C-S리아제: 양파에서 나는 냄새는 이 효소의 작용으로 발생

간장: 대두와 보리 혼합물에 국균을 접종해서 발효시킨 것으로

간장은 아스페르질러스 쇼야균을 접종한다. 그리고 식염, 유산균, 효모을 첨가해서 모로미를 만들며 이것을 숙성시키면 간장이 된다. 간장의 맛은 효모가 생산한 알코올, 글리세롤, 아미노산, 유기산에 의해서 결정된다.

(모로미: 대두와 소맥분을 발효시켜서 만든 것으로 주로 간장을 만들 때 쓴다. 청주를 만드는 쌀누룩도 모로미라고 한다)

우리 몸은 20종의 아미노산으로 구성되어 있고, 이 가운데 12종은 체내에서 생성되며 생성이 안 되는 8종은 필수 아미노산으로 체외에서 흡수해야 한다.

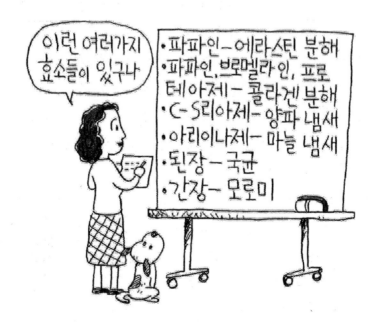

●체내에서 생성이 안 되는 필수 아미노산

트립토판(Tryptophane)

메티오닌(Methionine)

라이신(Lysine)

페닐알라닌(Phenylalanine)

L-루신(L-Leucine)

아이소루신(Isoleucine)

발린(Valine)

트레오닌(Threonine)

위의 아미노산을 흡수하기 위해서는 필수 아미노산이 풍부한 단백질을 식사로 섭취해야 한다.

아미노산의 생산은 화학적 방법 또는 발효법이 사용되며, 일반적으로 발효법으로 생산된다. 그러나 필수 아미노산중 메티오닌, 라이신, 페닐알라닌 3종과 필수 아미노산이 아닌 L-시스테인은 바이오 리엑터 효소를 이용해서 생산된다.

7
혈액 안에 존재하는 효소의 종류

• 글루타민산 옥살로아세트 트랜
스아미나제: 간세포 안에 있는 효소로서 간세포의 투과성이 높아
지면 혈액으로 유출되어 증가한다. 이 수치가 올라가면 만성간
염, 알코올성간염, 간경변 등 만성화한 간장 장애 질환을 가져올
염려가 있다. 따라서 위의 병에 대해서 진단해 볼 필요가 있다.
이 효소는 심근에도 존재하며 심근경색을 진단할 때도 측정한다.

• 글루타민산 피루브 트랜스아미나제: 역시 간세포 안에 존재
하는 효소로서 이것의 혈액에 이 효소가 어느 정도 활성화 됐는
지를 측정해서 급성간염, 만성간염, 간 경변 등을 진단한다.

• 유산탈수소乳酸脫水素: 주로 심장과 신장, 간장, 폐, 혈액세포,
골격근 등에 존재하며, 간장질환이 발견될 때 GOT, GPT 검사와

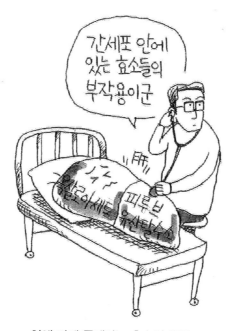

혈액 안에 존재하는 효소의 종류

함께 병행해서 이 효소를 측정한다. 유의할 점은 심근경색, 폐의 질환, 백혈병, 악성빈혈, 간염, 악성종양이 있을 경우 이 효소가 증가한다.

• 알칼리포스파타아제: 간장 내에서 만들어져 담즙膽汁안에 존재하는 효소로, 이 효소의 활성이 활발해지면 담석, 담관일 가능성이 높고 경우에 따라서는 악성종양(암)의 간장 전이, 또는 간암의 경우에도 이 효소의 활성이 상승한다. 또 뼈에 이상이 있을

경우에도 상승한다고 알려져 있다.

• 글루타밀 트랜스 펩티다이제 : 신장, 췌장, 간장, 소장, 비장^{脾臟}등에 존재하며, 이 효소의 활성이 올라가면 간장, 담도^{膽道}, 췌장 등 장기에 병이 발생했을 가능성이 있다. 이 효소는 알코올 중독자와 비중독자를 측정하는데도 이용된다.

• 콜린 에스테라아제: 간장에서 생성되어 혈액으로 분비되는 효소로서, 간세포에 장애가 발생하면 이 효소의 수치가 내려간다. 간경변, 극증^{劇症}(간이 급격히 오그라드는 증상)간염, 간암 일 경우 특히 이 효소의 활성이 저하된다.

• 아밀라아제: 전분을 분해하는 효소. 췌장과 타액선^{唾液腺}에서 만들어진다. 이 효소의 활성이 높아지면 췌염, 췌장암, 담석, 담낭염, 신부전증을 앓고 있을 가능성이 크다.

• 크레아틴키나아제: 골격근^{骨格筋}, 심근 등 근육에 있는 효소이다. 이 효소의 수치가 증가하면 근육 장애가 있음을 의미한다. 진행성 근^筋디스트로피, 심근경색이 있는 환자는 이 수치가 높다.

8
혈액의 생화학적 분석에
사용되는 지표

총 빌리루빈(담즙에 함유된 색소. 적혈구 속의 혈색소 헤모글로빈이 분해되어 생기며 간장에서 글루크론산과 함께 담즙 속으로 배설됨)수치: 용혈성빈혈, 담석, 담낭암, 간염, 간암, 췌암 진단의 중요한 지표가 된다.

• ZTT(유산아연 혈청혼탁시험) : 만성간염, 간경변, 결핵, 류머티즘 등 만성염증질환의 중요한 지표이다.

• A/G비 : 단백질의 일종인 알부민과 글로블린의 비율을 나타내는 지표이며 이 비율로 간경변, 영양실조, 만성전염병 등을 진단한다.

• LDL 저비중^{低比重} 리포단백과 HDL 고비중^{高比重} 리포단백 : 이 두 가지는 지질^{脂質}성분으로서 고지혈증, 동맥경화, 협심증, 심근경색 등을 진단할 때 이용 된다. LDL에는 나쁜 콜레스테롤, HDL에는 좋은 콜레스테롤이 포함되어 있다.

혈액 중 전해질^{電解質}로서 나트륨 이온, 칼륨 이온, 칼슘 이온이 있으며 이것들은 인체의 영양상태를 측정할 때 이용된다.

• 갑상선기능검사 : 바제도 병 등 갑상선 기능 항진으로 인한 갑상선 호르몬의 과다로 일어나는 병^病의 진단에 이용된다. 독일 의사 바제도(Basedow, K. von)와 아일랜드 의사 그레이브스(Graves)에 의해서 발견된 병이다.

• TP(총 단백질 수치) : 극증^{劇症}간염, 간경변, 네프로제증후군 등 측정 시 이용된다.

• 스포츠 : 특히 격렬한 운동 후 조직 내 효소가 결핍상태가 되면 혈중 유산농도가 상승한다. 운동생리학 분야의 트레이닝 효과의 측정, 과잉 트레이닝 방지, 지구력 평가 등에 유산농도를 측정하는데 이 효소가 이용된다.

• 우로키나아제(Urokinase) : 이 효소는 혈액 중에 대량으로 존재하고 있는 플라스미노겐(Plasminogen)이라는 단백질을 플라스

민(Plasmin-섬유소 분해효소)으로 전환시키며 플라스민은 생성된 혈전을 용해한다.

9
효소의 재탄생

효소는 과학이 발달하면서 보다 다양하고 효능이 큰 새로운 물질로 재탄생하고 있다.

그 대표적인 것이 당화효소인 글루코스 이소멜라제를 탄수화물과 혼합하면 약 50%의 글루코스가 과당으로 변환된다. 글루코스와 과당의 혼합물은 이성화당^{異性化糖}이고, 이 이성화당은 바이오 리엑터를 이용해서 생산한다.

또한 설탕 당도의 150배이고 저칼로리 당인 스테비아 감미료로 변한다.

효소가 재능이 큰 새로운 물질을 탄생한 것들로 당종류는 다음과 같다.

• 플라티노오스^{Platinose}: 당도가 설탕의 42%로서 품위 있는 단맛을 낸다. 이것은 효소를 설탕에 작용시켜 생산하는 것이다.

• 올리고당: 올리고당은 비피더스균이 장내에서 증가하는 것을 돕는 활성이 있다. 비피더스균을 장내 부패물질과 유해물질을 배출하는 세균류의 증식을 억제하고 변비를 개선하며 생체 내 면역력 증강을 촉진한다.

이 올리고당에는 프룩토올리고당, 말토 올리고당, 이소말토 올리고당, 키시로 올리고당이 있다.

그 밖에 아미노신으로 변한 것은 다음과 같다.

• 아데노신3인산(ATP- Adenosine triphosphate): 고에너지 화합물질로서 우리 체내에 존재하며 에너지원으로 이용되는 매우 중요한 화합물이다. 이 ATP를 분해하면 에너지가 생산되는데 이 에너지로 우리는 목소리를 내고 걷는 등의 행동을 할 수 있다.

ATP는 세포 내에 존재하며 각종 인체의 반응에 에너지를 공급해서 우리가 살아 숨 쉬는 것 등 모든 생명활동을 가능하게 한다.

ATP는 살아있는 물고기의 세포에도 존재하며 물고기가 살아 있을 때는 세포 내에서 이 ATP가 계속 생산된다. 하지만 물고기가 죽으면 영양과 산소의 공급이 중단되기 때문에 ATP의 생산도 중단된다.

이렇게 되면 ATP는 세포 내에서 분해되어 ADP(아데노신2인산)라는 화합물로 변환된다. 그리고 이것이 다시 변화되어 AMP(아데노신1인산)가 된다. 그런 다음 우마미 성분으로 알려진 이노신산(가츠오부시 맛)이 생성된다.

이것은 다시 이노신, 히포키산틴, 그리고 마지막으로 요산으로 변화하는데, 이 ATP가 어디까지 분해되었는지를 분석하면 생선의 선도鮮度를 화학적으로 정확하게 알아낼 수 있다.

• 손이나 발을 움직이고, 생각하는데도, 몸의 재료가 되는 물질을 만드는데에도 에너지가 필요하다. 몸 속의 여러 활동에 필요한 에너지의 교환에 사용되는 것이 ATP이다. ATP는 생물체 내의 에너지의 화폐라고 생각하면 된다. 생물은 호흡을 통해 유기

효소는 첨단과학의 산물

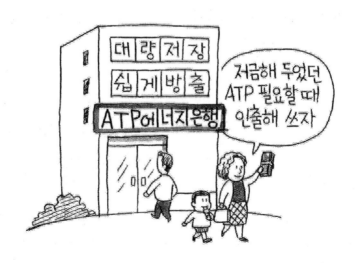

물을 분해하면서, 그때 나오는 에너지를 이용해 ADP를 ATP로 만들고 이를 저장한다.

그러다 에너지가 필요하면 다시 ATP를 가수분해해서 ADP로 만들면서 에너지를 만들어낸다. 일을 해서 돈을 벌어 저금해두었다가 필요할 때 인출해서 쓰는 것과 비슷하다.

즉 ATP는 가치의 저장수단인 화폐처럼 에너지의 저장수단인 것이다. 저장수단은 대량의 에너지를 저장할 수 있고 필요할 때 쉽게 방출시킬 수 있어야 유용하게 쓰일 수 있는데, ATP는 이러한 조건을 모두 갖춘 적절한 물질이다.

ATP는 작은 분자이면서 고 에너지를 저장하고 있는 물질이며 ADP를 인산화시켜 쉽게 저장할 수도 있고, 다시 가수분해를 통해 쉽게 에너지를 방출한다.

■ 건강에 획기적인 작용을 한다.

현대와 같은 고령화 사회에서는 이들 고령자에게 맞는 식품이 필요하다. 즉 영양가가 꼭 높지 않더라도 소화 흡수가 잘 되는 기능식품이 필요한데 이것은 바이오리엑터를 이용해서 생산이 가능하다.

또 건강을 유지하기 위한 예방의학으로는 가정에서 바이오센서로 건강을 체크하는데 바이오센서는 체액 중의 여러 가지 화학 성분을 측정해서 건강 상태를 진단한다.

예를 들어 바이오센서를 화장실에 장치하면 용이하게 측정할 수 있다. 오줌이나 대변 중의 여러 화학물질에 대해 농도의 측정이 가능하기 때문이다. (당, 단백질, 우로빌리노겐, 요소, 요산, 혈액 등 측정)

앞으로 지구의 식량문제도 효소가 해결할 수 있다. 현재 공기 중의 질소와 산소, 이산화탄소, 태양에너지를 이용해 아미노산(단백질)을 생산하는 기술을 연구 중에 있는데 이 역시 바이오리엑터를 이용한다.

클린에너지도 효소가 만든다. 산업폐기물이나 도시쓰레기, 농업폐기물에 포함된 셀룰로스를 셀룰라아제로 글루코스화하고 효모를 이용해 알코올을 생산한다.

또 수소산 생균을 작용시키면 수소가 생성되고 메탄산 생균으로는 메탄을 생산한다.

10
현미곡류 효소의 장점

현미곡류 효소에는 비타민과 미네랄이 풍부하며 몸에 해로운 활성산소를 없애주는 기능성이 탁월하다.

인간의 신체에 필요한 필수 미네랄은 18종류이다. 칼슘은 뼈를 만들고, 정신을 안정시키며 인燐도 뼈나 이빨을 만들 때 사용된다.

또 미네랄 중에서 나트륨은 체내의 수분을 조절하고, 아연은 면역력을 높여 발육 촉진이나 미각과 후각을 정상적으로 유지시킨다. 망간은 애정 미네랄로 불리고 있다.

비타민B1은 신경계에 관여해 정신을 안정시키고, 비타민 B2는 성장촉진, 비타민 B6은 아미노산 합성을 돕는다. 비타민 D는 칼슘 흡수를 돕는 기능이 있으며 비타민E는 노화방지에 도움이 되고, 비타민C는 암 예방에 효과가 있다.

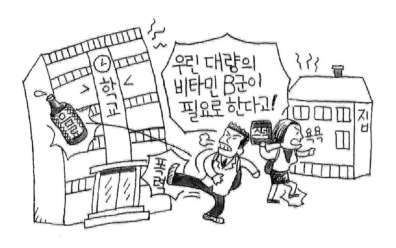

현미 곡류 효소의 장점

학교나 가정에서 폭력을 휘두르는 아이들은 대개가 스낵과자나 인스턴트식품, 청량음료를 과잉섭취 하는 것이 공통된 특징인 것으로 밝혀지고 있다.

이런 음식물을 계속 먹게 될 경우 칼로리는 과다하게 섭취되는 반면, 비타민과 미네랄, 식이섬유, 효소 등이 크게 부족하게 된다. 또 많은 칼로리를 연소시키기 위해 대량의 비타민 B군을 필요로 한다.

칼로리는 많고 비타민이 적은 음식물은 인체 내 내장조직으로부터 비타민을 꺼내 사용해 버리게 되고 그 결과 간장과 비장, 심장 등에 스트레스를 주게 된다. 이렇게 되면 스트레스에 잘 대처할 수 없게 돼 침착성이 없고, 초조해지며 숙면을 할 수가 없다.

몸 안에 이물질이 들어오면 그 이물질로부터 신체를 지키기 위해서 전신의 면역세포가 침입한 이물질을 분해, 배설하려고 하는 기능이 있다. 이물질을 먹은 식세포는, 자신의 세포 내에 있는 이물질을 녹이기 위해서 활성산소를 만들어 낸다. 활성 산소는 신체의 방위상 불가결하고, 중요한 역할을 가진 물질이지만 지나치게 많이 생성되면, 그 과잉분이 식세포 밖으로 유출돼 신체의 정상조직마저도 파괴하게 된다.

예를 들어 동맥경화에 의한 뇌졸중이나 심근경색, 암 등 생활습관병의 원인이 되기도 한다. 방사능 오염식품, 식품첨가물, 농약, 화학약품 등은 대량으로 활성산소를 발생시킨다. 이 같은 유해물질의 위험에 노출되어 있는 현대인은 활성산소를 제거하는 힘이 있는 식품을 취하는 것이 중요하다.

활성산소를 제거하는 힘이 있는 발효식품이나 채소를 많이 섭취하도록 해야 하는 것이다.

●가장 균형잡힌 건강보조식품, 현미 곡류효소

현미곡류 효소는 현미와 배아, 미강, 그리고 대두에 미생물을 접종해서 발효시킨 가장 균형잡힌 건강 보조식품이다. 현미식은 완전식품이기 때문에 매일 주식으로 삼는 것이 좋지만 그 효용을 잘 알면서도 소화가 잘 되지 않아 지속적으로 먹기가 어려운 단점이 있다. 하지만 현미곡류 효소는 이 문제를 해결한 식품이다.

흰 쌀밥을 먹는 사람도 현미곡류 효소를 식후에 함께 섭취하면 현미밥을 먹는 것 이상의 효과가 있다.

영국의 윌리엄 박사에 의하면 인간에게 필요한 필수 영양소는 45종류이고, 현미는 비타민 C를 제외한 그 모든 필수 영양소가 함유되어 있다.

Part 2

음식물의 소화 과정과 효소

1
음식물이 피와 살이 되는 과정

우리가 음식물을 먹을 때 음식물을 입에서 씹기 시작하면 침과 섞이게 된다. 이 침 속에는 아밀라아제라는 효소가 분비돼 있다.

아밀라아제는 탄수화물을 분해해 글루코스(포도당 또는 전분당)로 변환시키는 역할을 한다.

밥을 오래 씹으면 단맛이 난다. 바로 이것이 아밀라아제에 의해 쌀의 탄수화물이 당화당으로 변했기 때문이다. 즉 포도당(글루코스)으로 변한 것인데 이 당이 단맛을 내는 것이다.

● 인체 내에서 산소와 결합해 에너지를 생산하는 당

그리고 이 당은 우리의 근육과 간에 저장돼 필요할 때 필요한 만큼 꺼내서 인체의 활동 에너지로 사용된다. 즉 우리가 활동하는 모든 에너지의 원천이 바로 포도당인 것이다.

입에서 잘게 분해되고 입 안에 분비된 '아밀라라제'와 섞인 음식물은 식도를 타고 위로 내려가는데 위는 그 기능상 윗부분과 아랫부분으로 나뉘어진다.

식도를 타고 내려온 음식물은 위의 윗부분에서 약 30분 내지 60분 정도 머물게 된다. 그리고 이 시간 동안 침에서 분비된 아밀라아제와 음식물 자체에 함유된 소화효소에 의해서 소화가 진행된다. 효소는 음식물의 겉에 붙어서 음식물을 소화시킨다.

그런데 이때 위는 소화를 위한 별도의 소화 운동을 하지 않으며 그 동안 위의 윗부분에서는 주로 탄수화물이 소화된다.

위의 윗부분이 탄수화물을 소화하는 동안 위의 아랫부분에서는 위산이 분비되기 시작한다.

그리고 위산이 일정량 이상 분비돼 산성환경이 되면 음식물은 아래로 이동하는데 이때는 단백질 분해 효소인 펩신이 분비돼 음식물에 포함된 단백질을 분해한다. 즉 단백질은 위의 아랫부분에서 소화되는 것이다.

위에서 소화가 진행된 음식물은 십이지장을 거처 소장으로 이동한다.

우리 몸의 기관중 효소를 가장 많이 생산하고 분비하는 기관은 췌장인데 이 췌장은 위와 소장을 연결하는 부위인 십이지장에 단백질과 지방, 전분을 분해하는 소화 효소를 내보낸다.

소장으로 이동한 음식물은 췌장에서 배출된 소화효소인 트립신(단백질 분해효소), 리파아제(지방 분해 효소), 아밀라아제(탄수화물 분해 효소) 그리고 담낭, 간장에서 나온 분비액과 섞여 분자 크기의 영양소로 미세하게 분해된다.

위액은 강한 산을 함유하고 있기 때문에 음식물 속에 섞여 있는 세균은 대부분 죽어 버린다.

강 산성인 위에서는 펩신이 작용해 단백질을 분해하고, 알칼리 상태인 소장에서는 트립신이 작용해서 단백질을 분해한다.

그런데 음식물은 위가 아니라 소장에서 가장 많이 소화된다는 사실을 아는 사람은 의학을 전공한 학자를 제외하고는 많지 않을 것이다.

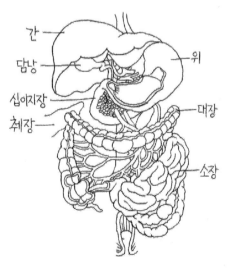

└그림 4┘ 인체의 소화기관

2
음식물이 소장에서 가장 많이 소화 되는 이유

그렇다면 음식물이 인체 내에서 소화되는 과정을 좀 더 구체적으로 정리해보자.

먼저 입에서는 탄수화물이 소화되기 시작하고, 위에서는 입에서 1차 소화된 탄수화물의 2차 소화와 그리고 단백질이 소화된다.

또 소장에서는 췌장에서 분비된 지방 소화효소인 리파아제와 단백질 소화효소인 트립신으로 지방과 단백질을 소화하는 한편, 입과 위에서 덜 소화된 탄수화물까지도 분자 단위로 분해해 인체가 이용할 수 있는 크기의 영양소로 변환시킨다.

그리고 최종 분자 단위로 분해된 영양소는 소장에서 흡수되어 간을 거쳐 혈액과 림프관을 타고 전신에 전달되는 것이다.

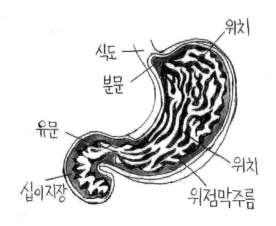

〈그림 5 | 음식물을 많이 소화하고 있는 소장의 모습〉

그런데 우리 인체 내에서 영양을 흡수하는 세포는 소장에만 있다.

소장의 길이는 6미터에서 7미터 정도인데 그 내장에는 무려 3천만 개의 장융모가 있으며, 이 장융모에는 각각 5천개의 영양흡수세포가 붙어있다.

따라서 소장 전체의 영양 흡수 세포는 모두 천5백억 개에 달하며 이 많은 영양흡수 세포가 분자단위로 분해된 영양소를 흡수해서 혈관으로 옮긴다.

음식물에 들어있던 대부분의 영양소는 이처럼 소장에서 혈관으로 흡수되며 소화되지 않고 남은 잔류물은 대장으로 이동한다.

그리고 대장에서는 주로 수분과 전해액이 흡수되며 남은 잔류물은 배설될 때까지 대장에 머물러 있게 된다.

대장에는 100종, 100조 마리에 이르는 세균이 세균총을 이루고 있는데 중요한 것은 이 세균의 질이 건강을 좌우한다는 사실이다.

즉 유익균이 많으면 건강하고 대장균이나 웰시균(사람이나 동물의 장내, 또는 물에 존재하는 세균으로 열에 강하고, 장시간 끓여서 만드는 카레나 스프 등에서 발생하는 식중독의 원인이 되는 유해균) 등 유해균이 많으면 병이 된다.

유익균에는 유산균과 비피더스균이 있는데, 이들이 장내 세균총을 지배하고 있으면 우리는 건강하게 되는 것이다.

나무에게 필요한 영양분을 공급하는 영양원인 땅이 옥토일 경우, 나무는 5천 년도 살 수 있다.

그런데 그 땅이 산성화되어 있거나 영양분이 없는 황폐한 땅이라면 그 나무는 얼마나 생존할 수 있겠는가. 나무가 잘 자라도록 영양제를 준다고 해서 오래도록 건강하게 자라지는 않는다.

● 건강을 좌우하는 세균층의 세균질

우리 인체도 마찬가지이다. 우리 몸의 뿌리와 같은 소장과 대장이 부패균으로 꽉 차있다고 가정해 보자.

소장은 영양분을 제대로 인체에 공급할 수 없을 것이며 대장은 부패균으로 인해서 독소로 가득 찰 수밖에 없다. 따라서 장내 세균총의 세균 질이 우리의 건강을 좌우하는 것이다.

지금까지 설명했듯이 입으로 들어간 음식물은 입과 위, 십이지장, 소장을 거쳐 분해, 소화된 후 영양소로 바뀌어 핏속으로 흡수된다.

그리고 소화되지 않고 남은 잔류물은 대장에서 세균총에 의해 발효와 부패 과정을 거치게 되며, 이로써 입으로 유입된 후 약 24시간 동안의 여행을 마치고 배설물이 되어 체외로 배출되는 것이다.

이 모든 과정에 절대적으로 기여하는 필수영양소가 있으니 그것은 다름 아닌 효소이다. 그런데 대부분의 사람들은 이 사실을 잘 모르고 있다.

효소가 무엇인지 잘 모르고 게다가 효소가 우리 몸 안에 존재하고 있는지, 그리고 음식물에도 효소가 들어있다는데 왜 추가로 먹어야 하는 지를 잘 모르고 있는 것이 현실이다.

3
생명을 가능케 하는 물질, 효소

효소는 우리 몸에서 일어나는 모든 생화학 반응을 담당한다. 효소 없이는 인체 내에서 어떠한 활성도 일어나지 않는다.

비타민도 미네랄도 호르몬도 효소 없이는 어떤 일도 할 수 없다. 즉 효소야 말로 생명을 가능케 하는 물질인 것이다.

살아있는 모든 동물과 모든 식물의 몸 속에는 효소가 존재한다.

논밭에서 나는 모든 곡물과 동물, 살아있는 물고기에도 효소가 존재하며 신선한 채소, 해조류, 과일에도 효소가 존재한다.

사람 몸 속에는 약 3천 종의 효소가 있는 것으로 현재까지 확인되고 있다.

고래 위 속에서 고래가 삼킨 수십 마리의 물개가 통째로 발견되기도 하고, 커다란 뱀은 살아있는 사슴, 돼지, 심지어 악어와

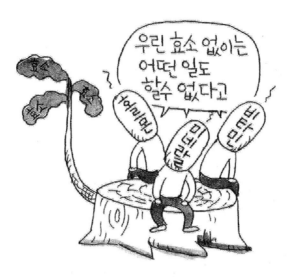

생명을 가능케 하는 물질, 효소

같은 큰 먹이를 통째로 삼키기도 한다.

어떻게 이런 큰 동물들을 고래와 뱀은 통째로 삼키기도 하고 어떻게 소화시킬 수가 있는지 생각해 본 적이 있는가.

● 고래와 뱀의 소화기능

산채로 삼켜진 먹이들은 스스로의 몸 속에 충분한 효소가 존재하기 때문에 스스로를 분해해서 고래와 뱀의 소화를 돕는다.

여기에 고래와 뱀의 몸 속에 존재하고 있는 효소가 합쳐져 공동으로 서서히 먹이를 분해, 소화하는 것이다.

특히 동물이나 물고기의 내장에는 효소가 풍부하다. 그래서 사자는 사냥한 먹이감의 내장부터 먼저 먹는 것이다.

그러나 사람은 채소나 과일, 해조류, 생선회, 육회 등 일부 음식물 외에는 날것을 거의 먹지 않는다. 생식의 절대량이 크게 부족한 식사를 하고 있는 것이다.

거기다 사람들은 효소가 파괴된 화식, 즉 효소가 없는 음식물을 주식으로 하고 있다.

그렇다고 해서 우리의 식습관을 모두 생식으로 바꾸는 것은 현실적으로 불가능하다. 생식이 몸에 좋다고 하지만 우리의 밥상을 생식으로만 채울 수는 없기 때문이다.

4
멸균 처리된 가공식품에는
효소가 없다

알루미늄캔과 유리병, 페트병에
든 음식물들은 하나 같이 공장에서 대량생산되고 고열에서 멸균
처리된 가공식품이다.

이렇게 고온에서 멸균처리된 가공식품에는 효소가 전혀 없다.

특히 아이들이 일상적으로 즐겨먹는 인스턴트 음식, 패스트푸
드, 청량음료, 기름에 튀긴 과자류 등 이 모든 식품에는 불행하게
도 효소가 존재하지 않는다.

한때 크게 유행했던 곡물생식에도 효소가 거의 존재하지 않는
다는 사실을 알고 있는 사람은 드물다.

우리가 지금까지 즐겨 먹던 곡물생식에 효소가 거의 없다구?
안타까운 일이지만 사실이 그렇다. 물론 집에서 직접 만들어 먹
는 곡물 생식이 아닌 대량생산돼 유통되고 있는 곡물생식이 그렇

다는 얘기이다.

●먹을거리의 가장 큰 문제점, 세균처리

앞서 말했듯 오늘날 현대인이 섭취하는 먹을거리의 대부분은 대량생산, 대량유통될 수밖에 없는 시스템으로 공급되고 있다.

이 먹을거리는 절대 부패해서는 안 되기 때문에 철저하게 섭씨 100도 이상에서 멸균처리를 하지 않으면 안 된다.

이로 인해 중요한 필수영양소인 효소가 모두 파괴되는 어처구니 없는 일이 일어나고 있다. 효소가 없으면 먼저 소화부터 잘되지 않는다. 이런 사실조차도 우리는 잘 모르고 있는 것이다.

그러나 유통과정에서 발생할 수 있는 부패를 방지하기 위해 제조사에서는 100%멸균처리를 하지 않을 수 없다. 이것이 오늘날 우리가 당면하고 있는 먹을거리의 가장 큰 문제이다.

만약 당신이 중장년층 이상 세대에 속한다면 오늘 점심 때 과식한 돼지갈비 식사는 당신의 속을 불편하게 만들었을 것이다.

그리고 충분히 분해되지 않고 남아있는 동물성 단백질 잔류물은 장내 유해균에 의해서 부패돼 장 속에 다량의 가스와 독소를 생성하였을 것이 틀림없다.

그 독소는 혈액을 타고 몸 속을 순환해서 몸의 여러 부위에 축적되었을 것이며, 그렇게 축적된 독소들은 몸의 여러 기관과 관절의 통증을 유발하게 될 것이다.

또 소화 잔류물의 일부는 대장 속에 그대로 남아 장벽에 흡착되어 숙변으로 존재하고 있을 것이며, 한편으로는 악취는 나는 방귀로 한동안 불편했을 것이다.

중장년층의 인체 내 효소 절대량은 오랫동안 계속된 잘못된 식습관(효소가 부족한 식습관)으로 인해 이미 상당량 감소해 있는데, 여기다 오늘 섭취한 조리된 음식물이 효소 절대량의 감소를 더욱 진행시켰을 것이다.

5
체내 효소를 고갈시키는
무서운 가공식품

어린이와 젊은 세대는 몸속에서 생성되고 저장된 효소량이 아직 많은 시기이다.

그러나 안타깝게도 가공되고 조리된 인스턴트푸드, 패스트푸드, 청량음료수, 튀긴 과자 등 유해식품들이 어린이와 젊은 세대의 그 많은 효소를 낭비하게 만들고 있다.

가공식품, 이른바 정크푸드가 몸 안으로 들어오면 그것을 소화시키기 위해 많은 양의 효소가 필요하고, 이로 인해 몸 속에 온존되어 있어야 할 효소를 고갈시키기 때문이다.

만약 당신이 오늘 점심에 돼지갈비는 소량만 섭취하고, 고기와 함께 고기 양의 두 배 이상에 달하는 신선한 채소를 함께 섭치했다면, 당신은 채소 속에 함유된 효소를 함께 먹은 것이다.

그리고 입 안에서 음식물을 천천히 30번 이상 씹어 먹었다면

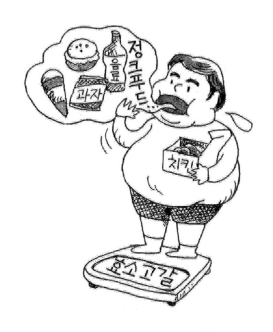

소화가 매우 원활하게 이뤄졌을 것이다.

이 경우 당신의 속은 편했을 것이며 잘 분해되고 소화된 영양소인 당은 활동하는 에너지로 변환되고, 분해된 단백질은 아미노산으로 바뀌어 몸의 새롭고 건강한 세포를 만드는 영양소로 사용되었을 것이다.

요약하자면, 우리는 효소가 충분히 함유된 생식을 가급적 많이, 일상적으로 섭취해야 한다. 그러면 우리는 건강한 생활을 영위할 수 있다.

효소는 없고 칼로리만 높은 음식물만을 섭취하면 우리 몸은 과체중이 되고 질병에 취약하게 되며, 노화는 빨리 진행될 수밖에 없는 것이다.

●가공식품이 주를 이루는 식탁

거듭 강조하지만 우리 밥상의 90%이상은 가공된 음식물로 차려지고 있다.

탄수화물과 지방, 단백질은 충분하지만 그 탄수화물과 지방, 단백질을 분해해서 영양소로 변환시켜 에너지를 만들고 새로운 세포를 만드는 일을 하는 일꾼, 즉 효소와 비타민, 미네랄은 크게 부족하다. 그중에서도 효소는 절대적으로 부족하다는 사실을 잊지 말자.

일반적으로 산야초효소발효액이나 매실발효액을 효소라고 부르고 있는데 이는 틀린 말이다.

산야초나 매실 발효액은 효소가 작용해서 발효가 끝난 것으로 좋은 에너지원일 뿐 효소의 활성이 거의 없다. 살아있고 활성이 있는 촉매가 진짜 효소인 것이다.

Part 3

수명과 노화, 그리고 효소

1
질병과 수명은 효소와
어떤 관계가 있는가?

의성 히포크라테스는 일찍이 이렇게 설파했다.

'화식'은 과식으로 통하며 과식이 병을 유발한다.

'화식'은 불에 태우거나 구운 음식을 말한다.

'병은 몸을 정화하는 증상이고 병상이란 몸이 병에 대응하는 수단이다. 많은 질병이 존재하는 것처럼 보이지만 실제로 병은 하나 밖에 없다.'

또 50년 동안 효소를 연구한 미국의 에드워드 하웰박사는 1985년, 자신의 연구를 집대성한 그의 저서 '효소 영양학'에서 '효소의 부족이 질병의 원인이며 수명은 인체 내 효소의 절대량에 좌우된다.'고 서술하고 있다.

히포크라테스는 병을 부르는 것은 화식을 함으로써 인체에 가

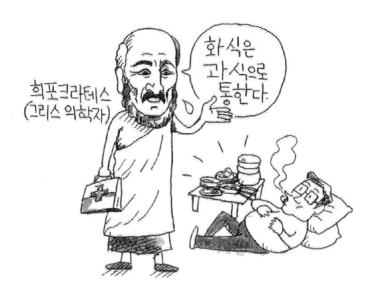

장 중요한 영양소인 효소가 없어진 것이 그 원인이라고 갈파했고, 하웰 박사 역시 효소가 인간의 질병과 수명에 결정적인 영향을 미친다고 강조했다.

이제 사람들은 일상생활의 현실적인 제약으로 인해 바꾸기 어려운 우리들의 식생활 환경, 즉 음식물만으로는 충분히 섭취하지 못하는 효소를 별도로 섭취해야 하는 상황이 됐다.

대량 생산, 대량 유통은 바꿀 수 없는 현실이며 열처리 되고 가공된 식품을 먹지 않을 수 없는 프레임 속에 우리 모두 살고 있다.

이것이 피할 수 없는 현실이라면 우리는 현실에 대응해서 방어수단을 강구하지 않으면 안 된다.

즉, 열처리되어 효소가 파괴된 식품을 어쩔 수 없이 섭취하더라도 효소를 별도로 우리 몸에 공급해줘야 하는 것이다.

인체 내에서 생성되는 효소는 필요한 대로 충분한 양이 계속 생성되는 것이 아니다.

하웰박사는 인체가 태생적으로 보유하는 인체 내 효소의 절대량은 한정되어 있으며 이것을 잠재효소라고 표현하고 있다.

이 잠재효소는 소화효소와 대사 효소로 구분된다.

소화효소는 음식물의 소화에 사용되고, 대사효소는 영양소를 변환해서 에너지를 생성하고 세포를 만드는데 사용되며, 또 인체 내의 면역 기능을 유지하는 데 사용된다.

●무한정 생산되지 않는 대사효소

우리가 섭취한 음식물에 효소가 충분히 들어있으면 인체 내에 저장된 소화 효소와 대사 효소의 사용량이 절약된다.

그러나 섭취한 음식물이 가열되어 조리된 음식이거나 공장에서 멸균처리 되어 대량 생산된 가공품이라면 그 안에 효소가 존재하지 않기 때문에 인체 내의 효소만으로 소화가 이뤄져야 한다.

뿐만 아니라 인체 내의 소화효소마저도 부족한 상황이 되면 이번에는 대사효소가 분비되어 소화를 돕게 한다.

그런데 문제는 인체 내의 대사효소가 무한정 생산되지 않는다는 데 있다. 소화 효소가 부족해서 대사효소를 계속 가져다 쓰게 되면 대사효소의 절대량은 감소하게 되는 것이다.

앞서 말했듯이 인체 내의 약 60조 내지 100개조에 달하는 세포는 잠시도 쉬지 않고 신진대사 작용으로 계속 새롭게 태어나고 있다.

그러나 대사효소가 부족하게 되면 인체는 아미노산 합성으로 새로운 세포를 계속 만들어야 하는 작업을 충분히 감당하지 못하게 된다.

또한 대사효소의 부족은 정상세포를 공격하는 몸 속의 활성산소를 제거하지 못하고, 이물질과 독성성분을 몸 밖으로 배출하는 능력을 떨어뜨린다.

결국 이로 인해 우리 인체는 대사효소의 부족으로 인체의 면역기능이 약화되며 신진대사도 원활하지 못해 몸은 질병에 취약해지고 수명 역시 짧아지게 되는 것이다.

최근 의학계의 연구에 의하면 효소가 함유되지 않은 음식물만을 섭취했을 경우, 타고난 수명의 절반에서 3분의 1밖에 살 수 없다는 보고가 있다.

따라서 효소야 말로 인간의 수명을 본질적으로 좌우하는 유일하고도 가장 중요한 영양소인 것이다.

2
효소의 구성과 화학적 반응

효소는 생체촉매이다. 살아있는 생명력 그 자체이지만 열에 약해 섭씨 50도 이상에서는 사멸되기 시작한다.

효소의 외피는 단백질로 구성되어 있으며 그 모양이 동그란 구상을 하고 있다. 그리고 5~20 나노미터이다.

참고로 1나노미터는 100만분의 1mm이며 참고로 대장균의 크기는 2,000나노미터 이다.

효소는 자신은 변화하지 않고 대상물질을 변화시킨다. 그리고 한 개의 효소는 한 개의 기질에만 반응한다.

효소에는 활성중심이라 불리는 오목한 부분이 있는데 이것은 효소의 작용에서 불가결한 것으로 이 부분이 자신이 목적으로 하는 특정 화학물질을 잡아 반응을 촉진하는 것이다.

●대상물질을 변화 시키는 효소

효소는 이 오목한 부분으로 자신이 목적하는 특정물질 외의 물질을 잡을 수 없다. 즉 효소는 자신이 목적하는 물질을 엄밀하게 선택해서 이 오목한 부분으로 잡아들이는 것이다.

살아있는 촉매인 효소는 우리 인체 내에서 지금 이 순간에도 수천 개의 생화학반응을 동시다발적으로 진행하고 있는데, 이 효소의 반응속도는 일반 화학반응의 10의 7승에서 10의 20승 배 정도로 우리의 상상을 초월한다.

달리 표현하면 10의 7승의 경우, 일반적인 화학반응에서 천만 시간이 소요되는 것을 효소는 한 시간에 수행한다는 것을 의미한다.

그렇다면 10의 20승은 도대체 얼마나 빠른 속도인가. 10의 20승이란 1억 년의 1억 배이다. 이 우주가 탄생한 것은 약 100억 년밖에 되지 않았으므로, 효소가 얼마나 빠른 속도로 화학반응을 진행하고 있는지 짐작하기가 어렵지 않을 것이다.

이처럼 몸 안에서 진행되는 효소의 신비스러운 활성이 있기 때문에 우리 인체는 균형을 이루고 생명이 유지되고 있는 것이다.

3
대사효소의 중요성

인체 내의 대사효소는 1930년 80개의
존재가 확인된 이후, 1968년까지 1300종류, 그리고 현재는 3000여
종이 확인되고 있다.

심장과 뇌, 폐, 신장, 혈액 등 인체의 모든 부분에 존재하고 있
는 대사효소는 우리 몸을 정상적으로 유지하고 노화를 방지하며,
병과 상처로부터 회복시키는 역할을 한다.

특히 이 대사효소 중의 SOD는 활성산소를 제거한다. 활성산소
는 인체의 대사과정중에 소비하는 산소량의 약 2~5% 비율로 만
들어지며, 에너지 대사의 활성화와 혈액 내의 독성물질 연소 등
에 사용된다.

그러나 과잉생성된 활성산소는 체내의 지방과 결합하여 과산
지질을 만드는 등의 독성물질로 작용하게 된다. 이는 세포의 노

화와 DNA의 변형을 일으키고, 혈관 벽에 상처를 내는 등 여러 가지 질병을 유발하며 주요 발암물질이 된다.

◦ SOD: 초과산소이온이 갖고 있는 프리 래디칼(free radical) 음이온을 말하며, SOD는 세포에 해로운 영향을 미치기 때문에 초과산소이온을 산소와 과산화수소로 바꿔줌으로써 독성으로부터 세포를 방어하는 역할을 한다.

산소에 노출되는 거의 모든 세포에서 이러한 SOD에 의한 항산화방어기작이 중요하며, 일부 유산균들의 경우 다른 방어기작을 사용하는 것으로 알려져 있다.

●대사 효소의 중요한 역할, 신진대사

대사효소는 소장에서 흡수된 영양소가 혈액을 통해 전신에 공급되면 단백질이 분해되어 생성된 아미노산을 여러 가지 조합으로 합성해서 인체 각 부위의 세포를 새로이 만든다.

대사효소는 보조효소인 미네랄과 비타민의 도움을 받아서 이 과정의 역할을 수행하며, 효소가 부족하면 우리 몸이 새롭고 건강한 세포로 거듭날 수 없는 이유가 여기에 있는 것이다.

사람의 몸은 난자와 정자가 수정해 1개의 세포에서 출발하지만 성인이 되면 그 세포의 수는 약 60조 내지 100조 개가 된다.

그런데 세포는 매일 2%씩 소멸하고 그 숫자만큼 새로운 세포가 생성되고 있다.

따라서 전체 세포가 60조 개일 경우, 신진대사는 매일 1조 2천억 개씩 진행되고 있는 셈이며 이 새로운 세포를 만들기 위해 필요한 DNA를 복제하고 단백질과 지질을 합성한다.

이 같은 DNA복제와 단백질과 지질의 합성은 매우 복잡한 생화학반응으로 각각 많은 효소의 촉매작용에 의존하고 있다.

이처럼 우리 몸의 세포는 지금 이 순간에도 계속 쉬지 않고 새로이 돋아나고 있지만 이 막중한 일을 효소가 수행하고 있다는 사실을 잘 모른다.

또 효소가 부족하면 새롭고 건강한 세포가 정상적으로 만들어지지 않는다는 사실 역시 잘 모르고 있는 사람이 많다.

아니 효소가 부족하면 당장 소화불량이 일어나고 이 소화불량이 질병을 초래한다는 사실도 간과하고 있을 만큼 우리는 효소의 중요성을 배우지 못하고 살아온 것이다.

4
노후를 대비해서
체내 효소를 아껴라

우리가 병에 걸리는 것은 체내에 존
재하는 대사효소가 제 기능을 발휘하지 못하기 때문이다.

예전에는 병에 걸려 효소의 레벨이 감소한 것으로 이해되었지
만 이제는 효소의 레벨이 감소하였기 때문에 병에 걸리는 것으로
밝혀진 것이다.

생명의 에너지 그 자체인 효소 레벨의 측정은 매우 어렵다. 거
기다 우리의 몸은 사람에 따라 다르고 그때그때의 상황에 따라서
도 다르다. 또 심신의 상태에 따라 우리 몸 안은 변화무쌍하게
변화한다.

예를 들어 극도의 스트레스를 받을 때도 그렇지만 흐르는 시
간의 경과에 따라서도 체내의 pH환경은 변화한다. 우리 체내 환

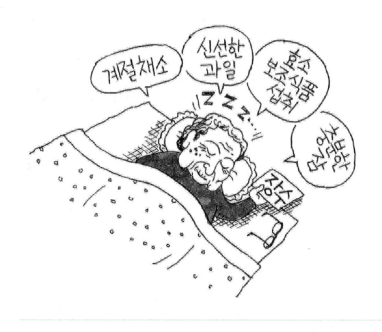

경은 산성과 중성, 알카리성으로 나눠지는데 이 환경에 따라 효소활성이 달라지는 것이다.

이처럼 우리 몸 안에는 효소의 활성에 영향을 미치는 요인이 많이 존재하고 있다.

우리 인간의 수명은 대사활동의 강도에 반비례한다.

운동을 통해 대사를 활발히 하면서도 오래 사는 방법은 외부로부터 효소를 충분히 보급해서 소화효소의 분비를 최대한 적게 하고 인체 내에 본래 존재하는 대사효소를 온존시키는 것이다.

따라서 신선한 계절채소와 과일을 많이 섭취하고, 효소보조식품을 매 식사때마다 함께 먹으며 잠을 충분히 자는 것이 장소의 비결이다. 잠을 충분히 자는 것이 좋은 이유는 수면시간 중에 체내 효소의 소모를 줄일 수 있기 때문이다.

또한 동물성 단백질은 적게 먹고 과식을 삼가며, 소화기관을 이따금씩 비워주면 천수를 누리는 건강한 삶이 보장된다.

●노쇠와 질병은 효소 생성능력의 저하가 원인이다.

체력이 떨어지고 노쇠해지며, 병약해지는 것은 인체 내의 효소 생성능력이 저하되고 고갈되어 생기는 현상이다.

미국 시카고에 있는 마이켈리스 병원의 메이어 박사의 연구에 의하면, 사람의 타액 속에 분비되는 아밀라아제 효소의 양은 젊은 사람이 69세 이상의 노인에 비해 30배나 많은 것으로 조사됐다. (이현재 박사 - 엔자임, 효소와 건강에서 인용)

이처럼 인체 내의 효소의 양은 나이가 들면서 급감하게 된다.

젊은 시기의 과식과 폭식, 동물성 단백질과 지방의 과다섭취, 기름과 설탕의 무절제한 섭취는 인체 내 효소 절대량의 감소를 촉진하게 되며 나이가 들면 인체는 효소의 부족으로 인해 면역력이 결핍되고 병약한 체질로 변하는 것이다.

따라서 일생에 일정량 밖에 없는 효소를 젊어서 무분별하게 대량 소모하는 것처럼 어리석은 것도 없다. 노후를 대비해서 아껴두어야 할 저금을 미리 꺼내 탕진해 버린 것과 다름 없기 때문이다.

음식물의 소화에 사용되는 효소, 병에 걸렸을 때 치료 역할을 하는 효소, 숨을 쉴 때마다 체내에 잔류하는 활성산소를 퇴치하는 효소, 보고, 듣고, 만지고 얘기하기 등 인체 활동을 위한 효소 등 효소는 한시도 쉬지 않고 우리 몸 속에서 활약하고 있다.

그런데 한정된 양의 체내 효소를 조기에 사용해 버리느냐, 잘 유지하면서 소중하게 아껴 사용하느냐에 따라 우리의 건강과 장수가 좌우되는 것이다.

5
노화가 일어나는 원인

사람은 누구나 나이가 들면 늙어가는 것을 피할 수가 없다. 그렇다면 사람은 왜 늙는가.

어째서 노화는 일어났는지, 노화의 원인에 대해서는 여러 가지 학설이 있다.

예전에는 노화의 원인을 신경내분비, 스트레스 면역, 유전자 프로그램, 체세포돌연변이 유전자변형 노폐물축적, free radical, DNA의 장애 등에서 찾았다.

하지만 근래 들어서는 효소의 존재가 노화와 중요한 관계가 있는 것으로 이해되고 있으면서 제일 먼저 생각한 것이 효소 부족이다.

즉, 노화는 인체가 보유하고 있는 잠재효소의 절대량이 감소되어 일어나는 것으로, 즉 인체 내 효소의 과다소모가 원인이라는

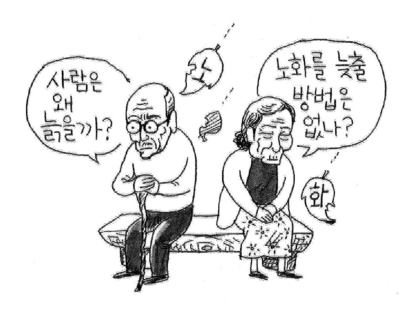

것이다.

  이는 효소영양학에 근거한 학설로서, 효소가 다른 어떤 인자보다 훨씬 강력하게 노화에 관여하고 있다는 것이다.

  따라서 이 이론에 의하면, 노화는 피할 수가 없지만 우리가 조금만 더 관심을 갖고 노력한다면 노화의 빠른 진행을 막을 수 있다. 그렇다면 우리는 어떤 노력을 기울여야 할까. 효소와 관련하여 다음 8가지 원칙이 있다.

●노화 예방 8원칙

1. 생채소와 과일 등 매일 효소가 풍부한 음식물을 섭취할 것
2. 노화를 유발하는 가열식, 가공식품, 흰설탕(과자류에 포함된 것도 포함), 산화한 기름, 트랜스 지방, 육류, 계란 등의 과식을 피할 것
3. 잠자는 동안에는 효소의 활동을 멈춰 소모를 줄일 수 있으므로 충분한 수면을 취할 것
4. 수면 전 3시간 동안에는 음식물을 섭취 하지 말고 꼭 먹어야 한다면 소화가 잘 되는 바나나 등을 소량 섭취할 것
5. 효소기능성 식품을 매 식사 때와 취침 전에 섭취할 것
6. 매일 충분히 걷는 등 적당한 운동으로 땀을 흘릴 것
7. 하루 두세 번 양질의 배설을 할 것
8. 스트레스를 쌓아두지 않을 것

노화를 예방하기 위해서 천연 호르몬이나 SOD식품, 비타민, 미네랄, 파이토케미컬 등을 섭취해도 좋지만 가장 이상적인 것은 효소 기능성 식품과 생식이다.

효소가 노화예방에 가장 좋은 이유 중에 하나가 매우 강력한 항산화물질이기 때문이다. 따라서 젊어서부터 효소 복용을 생활화한다면 누구나 노화를 지연시키면서 건강한 삶을 영위할 수 있다.

●효소가 부족할 때 일어나는 증상

1. 식후의 졸림 증상, 트림과 많은 가스
2. 복부팽만, 복부경련
3. 위통, 체기, 토기, 위의 불쾌감
4. 설사, 변비, 배설물의 악취
5. 식후의 권태감
6. 식물 알레르기, 아토피, 천식
7. 명치 언저리가 아픈 증상, 흉통
8. 어지럼증, 피부의 거칠어지는 증상
9. 생리통, 생리 불순
10. 어깨 통증, 두통, 불면증
11. 치질

●효소 부족으로 일어나는 인체의 질병

1. 급성 또는 만성 위염
2. 급성 또는 만성 대장염
3. 급성 또는 만성 췌장염
4. 급성 또는 만성 담낭담관염
5. 위산감소증

6. 방광염

7. 역류성식도염

8. 부정맥

9. 동맥경화

10. 메니엘병

11. 비염(화분증)

12. 치핵

13. 류머티즘

14. 천식

15. 백내장

16. 불임증

17. 입덧

18. 난소낭종

19. 암

가열하거나 멸균처리한 음식물에는 효소가 없기 때문에 이런 음식물을 섭취하면 인체 내 효소를 과도하게 소모하게 된다.

또 효소의 부족으로 소화가 불량해지며 이것을 돕기 위해서 인체의 치유시스템을 사용하게 되고 그 결과 인체의 면역력이 저하되는 것이다.

Part 4

건강과 장(腸)과의 함수 관계

1
동물성 단백질의 과다섭취의
유해 원인

효소의 부족의 원인으로 동물성 단백질 과다섭취를 들 수 있다.

예컨대 스테이크를 먹으면 완전히 분해되지 않은 채 질소잔류물(아미노산이 결합된 것)이 되어 몸 속에 남게 되고, 이 잔류물 형태의 파편은 혈액으로 흘러들어 간다. 혈액으로 들어간 이 단백질의 파편이 바로 수많은 질병의 원인이 되고 있는 것이다.

이 단백질의 파편은 고혈압과 당뇨, 암, 아토피 등의 생활습관으로 인한 질병과 피부나 힘줄, 관절 등의 결합조직이 변해 교원섬유가 늘어나면서 생기는 교원병(만성 관절류머티즘, 류머티즘열, 피부근염, 경피증, 다발성 동맥염 관절염 등), 그리고 신장병, 간장병, 모든 종류의 알레르기, 기타 여러 통증 등의 질병을 유발한다.

이 같은 사실들은 이미 미국의 여러 연구기관에서 입증되고

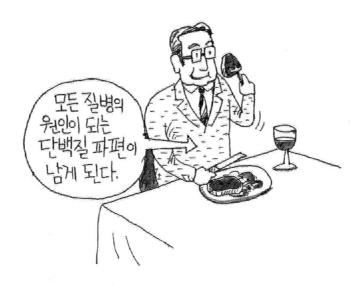

있다.

동물성 단백질의 소화 분해가 제대로 이뤄지지 않으면 잔류 음식물은 장내에서 부패를 유발한다.

그 결과 대장염과 위염, 담낭담관염(담낭을 중심으로 담도에 생기는 염증. 원인이나 증상은 담관염과 비슷하며, 대개 담석증과 함께 발생), 췌장염(췌장에 생기는 염증. 췌장 괴사와 출혈이 따르며 몹시 배가 아프다. 담석증, 알코올 과다 복용 등이 원인), 위장염, 식도염, 게실염(식도의 어느 한부분이 불룩하게 넓어진 것. 밥을 먹을 때에 눌리는 감, 가벼운 통증, 연하-입속에 있는 음식물을 삼키는 동작- 곤란 등이 있으며 입 안에서 썩은 냄새가 나는 증상), 간의 장애 등 내장 질환을 직접적으로 유발한다.

●인체 면역 시스템에 영향을 주는 것

동물성 단백질의 소화와 분해가 불량해지면 인체의 면역 시스템에도 크게 영향을 미친다. 단백질의 파편(질소잔류물)은 장내에서 생성되는 면역물질과 접착해서 특수한 항체를 만드는 것으로 알려져있다.

이 특수항체는 신장에 부담을 주게 되며 자기면역질환이나 백혈병을 일으키기도 하고 어떤 종류의 신경질환, 예컨대 다발성경화증(중추 신경계 질환으로 뇌와 척수에 걸쳐서 작은 탈수 변화가 되풀이해서 산발적으로 일어나는 병. 눈의 이상, 지각장애, 언어장애, 운동실조, 운동마비, 배설 곤란, 현기증 등의 증상)을 일으키기도 한다.

다행히 이런 중병은 아니라도 동물성 단백질의 과다섭취는 면역력이 많이 떨어져 감기나 인플루엔자에 쉽게 감염되는 등 만병의 원인이 되는 것이다.

2.
장(腸)벽을 통과하는 큰 입자의
단백질 파편도

최근 미국 의학계에서 발표된 한 보고서 가운데 '장관투과성의 항진'에 관한 내용이 들어있다.

큰 입자의 단백질 파편이 장에 들어 오지 못하는 것은 인체의 장벽은 이물질이 들어오지 못하게 하기 위해서 방어벽을 구축해서 막고 있기 때문이다.

그래서 예전에는 단백질 파편은 장과 위의 벽을 통과할 수 없고 장과 위 벽은 미분자 이외의 큰 입자는 통과시키지 않는 것으로 알려져 있었다.

단백질의 경우 분해되면 아미노산이 되고, 지방은 글리세롤과 지방산, 탄수화물은 글루코스(포도당)가 되며 이것들이 미분자에 해당된다.

그런데 미국 의학계의 보고서에 의하면 '장이 염증을 일으키면 염증이 발생한 부위를 통해서 비교적 큰 입자도 통과한다'는 것이다. 바로 이것이 '장관투과성의 항진' 이다.

그렇다면 장에 염증을 일으키는 음식물은 어떤 것이 있을까.

●장에 염증을 일으키는 음식물

장애 염증을 일으키는 음식물로는 정제된 흰설탕과 흰소금, 화

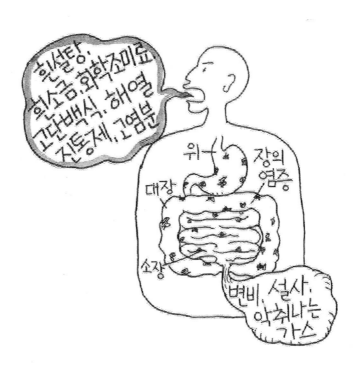

학조미료, 육류, 생선, 계란 등 고단백식, 해열진통제, 고염분 등이 있다.

이런 음식물이 장에 염증을 일으키면 평소 통과하지 못하는 비교적 큰 분자, 예컨대 단백질 파편인 폴리펩타이드가 통과하게 된다.

이렇게 해서 통과한 파편이 혈액 속으로 흘러 들어오면 항체는 이것을 이물질로 인식하고 먹어치우게 되며 이로 인해 알레르기가 유발되는 것이다.

잘 알다시피 천식과 아토피성 피부염, 알레르기성 비염 등 알레르기는 장의 상태와 매우 밀접한 관계에 있다.

단백질 파편은 장내에서 부패하기 때문에 당연히 변비와 설사, 악취나는 가스를 수반하게 된다. 따라서 이런 증상이 생기면 당연히 장에 염증을 일으키는 음식물의 섭취와 특히 동물성 단백질 섭취를 줄여야 한다.

3
소화기관의 질병이
난치성 만성병의 원인

트림이나 소화불량은 위산과다가

그 원인이라고 생각하는 사람이 많은데 사실은 그 반대라는 이론
이 있다. 대부분의 경우 위산부족에 그 원인이 있다.

위산의 주성분인 염산은 펩시노겐이라 불리는 효소를 펩신으
로 변환시키는데 이 펩신은 단백질 분해효소로써 만약 이 위산
(염산)이 적어지면 단백질 분해는 점점 더 어렵게 된다.

그런데 우리가 소화가 안 될 때 자주 먹는 제산제나 위장약은
이 위산(염산)을 억제하는 약으로써 일시적으로 효과가 있는 것처
럼 느낄 수 있지만 실은 소화불량을 조장하는 것이다.

따라서 이같은 소화불량은 장내 잔류물의 부패를 발생시켜 질
병으로 이어지므로 제산제나 위장약의 상용은 피해야 한다.

그리고 위산부족(위 하복부의 염산부족)은 여러 가지 많은 위산을

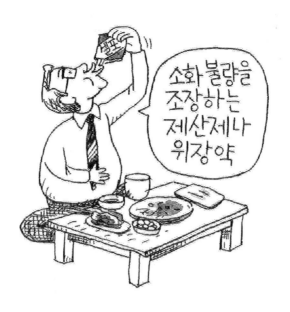

뒤섞이게 만들어 질병을 유발하는 등 소화기관 질병이 더 큰 질병과 난치성 질병, 만성병을 불러오는 원인이 되는 것이다.

이 질병들의 예방 또는 치유를 위한 방법으로는 일정 기간의 단식이 효과가 있다. 이와 함께 효소 보조제를 섭취하는 것이 좋다.

● 단식으로 소화기관을 청소

즉 단식으로 소화기관을 깨끗하게 청소하고 휴식을 취하게 함으로써 건강하고 정상적인 기능을 되찾게 하며, 효소보조제를 섭취함으로써 신진대사를 촉진하는 한편 면역기능도 강화시켜 주는 것이 효과적이다.

그럼 여기서 소화기관 질병과 밀접한 관계가 있는 펩신과 펩신 노겐에 대해서 알아보자.

펩신은 주세포에서 분비되는 소화효소로서 단백질을 펩타이드로 분해하는 기능을 한다.

펩신이란 이름은 소화를 의미하는 그리스어 Pepsis에서 유래되었다. 1836년 독일의 생리학자 슈반(Theodor Schwann)이 발견했으며, 최초로 발견된 동물효소이다.

활성이 없는 펩시노겐으로 만들어져 저장되어 있다가 가스트란이나 미주신경과 같은 분비신호가 오면 분비된다.

펩시노겐이 분비될 때면 보통 벽세포에 의한 염산의 분비도 같이 이뤄진다.

펩시노겐은 소화활성이 없으며, 펩신에 비해 44개의 아미노산을 추가적으로 갖고 있다.

펩시노겐이 염산과 함께 분비되면, 염산에 의해 위의 pH가 내려가고 이러한 환경에서 펩시노겐은 추가적으로 갖고 있는 44개의 아미노산을 스스로 잘라내고 펩신이 된 후 단백질을 분해하는 능력을 갖게 되는 것이다.

평소에 활성이 없는 펩시노겐의 형태로 저장하는 것은 위 자체의 단백질이 펩신에 의해 분해되는 것을 막아준다.

단백질에서 페닐알라닌과 타이로신과 같은 방향족아미노산이 있는 부분을 잘라내며 발린, 알라닌, 글리신과 같은 아미노산이 있는 부분은 분해하지 못한다. pH가 낮은 강한 산성환경에서 활성도가 높으며, 최적의 활성은 pH3에서 나타난다.

4
단식의 효과

단식은 질병과 노화예방을 위해서 효소를 저축하는 뛰어난 방법이다.

단식은 보통 3일에서 5일, 7일, 10일까지 체력 상태에 따라 기한을 설정해놓고 하는데 단식을 하면 다음과 같은 효과가 있다.

1. 체내 잠재효소 온존
2. 모든 내장 기관의 휴식
3. 대장의 청정화
4. 혈액이 맑아지며 특히 임파구, 백혈구의 힘이 강해진다.
5. 면역력 강화 : 임파구, 백혈구의 힘이 활성화되는 것은 물론 사이토카인이라는 강력한 물질이 생성되어 항염증작용, 항종양작용, 항균작용, 항바이러스작용이 강화된다.
6. 독소 배설효과 : 소장, 대장의 숙변 제거뿐 아니라, 세포변

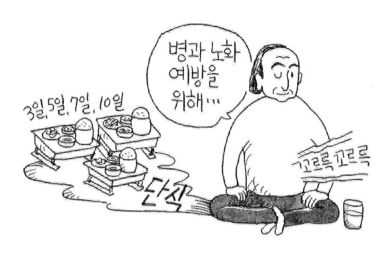

비도 해소.

7. 병의 개선 : 모든 병이 근본적으로 치유되거나 개선된다. 암, 알레르기, 생활습관병, 류머티즘열, 경피증, 피부근염, 심장병, 신장병, 간 장애, 뇌의 손상, 고혈압, 당요 등 모든 병에 효과적이다.

8. 적정 체중 유지 : 비만은 세포변비와 노폐물이 가득 찬 세포로 인해 생긴다. 따라서 모든 장기의 상태가 건강하지 않을 때 단식은 세포의 질을 좋게 만든다.

9. 호흡 기관, 순환기관의 개선 : 단식은 우선 호흡기능이 개선되며 공기가 맛있게 느껴진다. 이는 오염된 폐가 깨끗해져 영양소와 산소공급이 원활해지기 때문이다.

10. 진통효과 : 피가 깨끗해지며 TCA회로가 원활하게 흐르게

되어 대체에너지회로인 혐기성 에너지 회로의 출현이 없어지고 유산이 근육에 들어가는 일도 없어진다. 이로서 통증이 사라지는 것이다.

11. 두뇌, 감각의 예민화 : 뇌 속의 혈액을 정화하기 때문에 뇌 신경이 원활히 흐르게 되어 기억력이 돌아오고 사고회로도 원활히 회전하게 되며 아울러 감각도 예민해진다.

5
뇌를 지배하는 장(腸)

우리 몸의 장내 유익균이 많아지고 필수영양소인 효소와 비타민, 미네랄, 그리고 식이섬유를 충분히 섭취해 장내가 건강하면 인체의 면역력이 강화되고 더불어 몸도 건강해진다는 것은 주지의 사실이다.

그런데 인체 내 조직은 서로 연관된 유기체로서 하나의 조직 또는 기관이 쇠약해지면 몸 전체에 영향이 미치게 된다.

즉 장의 기능에 이상이 생기면 이 이상은 몸의 다른 기관에도 즉각 전염된다. 장은 인체의 토양이다. 따라서 토양의 좋고 나쁨이 곡물이나 과일의 수확을 좌우하듯이 장의 상태는 우리 몸 전체의 건강을 결정한다.

하지만 장내 균총에 가장 영향을 미치는 것이 효소라는 사실을 알고 있는 사람은 많지 않다.

효소의 결핍은 인체 내의 비타민, 미네랄의 작용과 연관되어 있다.

비타민과 미네랄 등 거의 모든 미량영양소는 단백질 및 단백질과 미량영양소가 혼합된 것과 결합한다. 그러나 이렇게 결합된 물질도 소화효소와 염산, 장액이 없으면 분해되지 않는다.

그런데 특기할 사항은 장에도 센서가 있다는 사실이다. 입 안의 혀처럼 장에도 식품의 성분이나 화학물질을 감지하는 기능이 있어서 그 정보를 뇌에 전달한다.

장은 위로 음식물이 들어오는 것을 센서로 통해서 감지하면 아세틸콜린이라는 전달물질이 부교감신경에서 분비시켜 미리 장의 운동을 촉진시킨다. 음식물의 소화흡수 활동을 활발하게 하기 위한 것이다.

또 장은 신경을 흥분시키거나, 억제하거나 하는 아드레날린이나 노르 아드레날린의 분비에도 관여한다.

인체의 소장 내벽에 있는 상피세포막에는 영양소를 운반하는 단백질이 있는데 이 단백질은 각각의 영양소를 스스로 구분하고 인식해서 소장 벽을 통해 혈관과 림프관으로 운반한다.

또 다른 중요한 기능으로는 장으로 운반되어온 음식물 성분을 재빨리 인식하고 췌장과 간장, 담낭 등에 지령(신호)을 보내 소화액을 분비시킨다.

그리고 장은 유해물질의 차단 기능도 갖고 있다. 섭취한 음식물에 유해물질이 들어있으면 장은 많은 양의 물을 분비해서 씻어 흘러 내리듯이 유해물질을 체외로 배출시키는 것이다.

　장이 이런 각종 신호를 인체 내에 전달하는 능력과 기능을 보유하고 있기 때문에 장은 뇌의 원형이라고도 일컬어지며 '장은 뇌도 지배하는 기능이 있다', '인체기관 중 으뜸가는 뇌는 장이다' 라고 말하는 것이다.

6
장을 깨끗하게 하는 효소와 식이섬유

장은 20종의 호르몬을 분비하고 췌장과 간장의 기능을 높이며 소화, 흡수를 촉진한다. 그리고 많은 신경세포가 분포되어 실로 복잡한 일들을 책임지고 있다.

그런데 이처럼 많은 기능과 역할을 수행하고 있는 장에 유해물질이 남아 유해균이 증식되는 등 장내환경이 나빠지면 당장 이상이 오고 면역력 또한 서서히 약해지기 시작한다.

그리고 잠시도 쉬지 않고 장의 지령을 받아 기능하는 간장과 췌장 등 내장기관들이 약해져서 체력의 저하를 불러온다.

이와 같은 현상을 예방하기 위해서는 면역기능에 관여하는 장내 세균인 유익균을 증식해야 한다. 유익균의 증식에는 채소와 버섯류, 곡물을 많이 섭취하는 것이 좋으며 특히 현미는 유익균의 증식에 매우 뛰어난 식품이다.

사람의 장은 길이가 약 10미터 정도인데, 장의 안쪽 벽은 매일 깨끗하게 청소가 이뤄지도록 해서 유익균이 많이 살 수 있는 환경을 만들어줘야 한다.

장을 항상 깨끗한 상태로 유지하느냐, 그렇지 않느냐는 전적으로 식습관에 달려있다. 즉 평소 효소와 식이섬유를 충분히 섭취해야 하는 것이다.

효소는 장내 잔류 음식물을 분해하고, 또 식이섬유는 분해되지 않고 남아있는 잔류물과 세균의 시체를 함께 안고 체외로 배출하는 기능이 있다.

식이섬유의 부족은 변비의 원인이 되며 육식의 과다섭취는 장내에 인돌, 스카돌, 유화수소, 암모니아 등의 유해가스를 발생시킨다.

이들 유해물질은 장에서 간으로 운반되어 저장되며 전신에 악영향을 미쳐 우리 몸을 병들게 한다.

또한 육식이나 백미, 빵, 껍질을 깎은 과일 등은 변비를 초래하는 원인이 되기도 한다. 대장의 벽은 울퉁불퉁하기 때문에 음식물의 입자가 거친 잔류물은 잘 밀어내지만 그렇지 않은 잔류물은 쉽게 밀어내지 못해 변비를 불러오는 것이다.

따라서 이런 현상을 예방하기 위해서는 효소와 더불어 식이섬유를 충분히 먹어줘야 하며, 식이섬유가 많이 함유된 식품으로는 각종 곡물과 고구마과에 속하는 채소 등의 뿌리식물, 해조류 등이 있다.

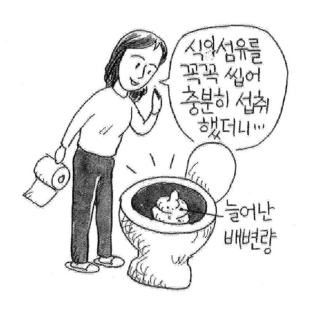

그럼 식이섬유를 많이 섭취했을 때 좋은 점은 무엇일까?

우선 장의 청소부인 식이섬유를 충분히 섭취하게 되면 무엇보다 먼저 배변량이 늘어난다. 그리고 이처럼 배변량이 늘어남으로 인해 장내에서 부패를 일으키는 부패균이 줄어들고 유익균이 늘어나는 등 장내 세균총이 정상화된다는 것을 들 수 있다.

또한 장의 벽이 깨끗해지고 유익균이 늘어남으로써 필요한 영양소의 흡수가 용이해지게 된다.

그런데 우리가 유의할 것은 식이섬유가 든 식품은 식사를 할 때 오래 잘 씹어 먹는 것이 중요하다는 점이다. 잘 씹지 않으면 효소의 반응이 따라가지 못해 이상발효를 일으켜서 장내에 대량의 가스를 발생시키게 되기 때문이다.

하지만 꼭꼭 잘 씹어주면 타액에서 배출되는 프티알린과 아밀라아제 효소가 많아져서 소화가 원활하게 된다.

●알아두면 유익한 용어

• 프티알린: 녹말을 당으로 변화시키는 포유류의 침 속에 들어있는 아밀라아제로서 췌장액 속에 함유되어 있는 아밀롭신과 마찬가지로 a-아밀라아제이다.

녹말을 가수분해해서 말토스로 만드는 작용을 하는데, 이 작용은 구강 내에서는 충분히 진행할 시간이 없고, 보통 위액이 강한 산성으로 변할 때까지 15~20분 간 위 안에서 소화를 계속한다.

이 프티알린은 염소이온 등 무기이온에 의해 활성화되며 식염이 있는 상태에서 작용하는 데 최적 수소이온 농도(pH)는 6.9이다.

• 아세틸콜린: 콜린의 아세트산 에스트르로, 화학식 $H3COOOCH2CH2N(CH_3)_3OH$인 염기성 물질로서 동물에서는 신경조직에 존재하며 식물에서는 맥각 등에 들어있고, 신경의 말단에서 분비되어 신경의 자극을 근육에 전달하는 화학물질이다.

• 에피네프린: 부신수질에서 분비되는 호르몬으로 아드레날린이라고도 한다.

화학식은 $C_9H_{13}O_3N$으로서 1901년 일본인 다카미네 조키치에 의해 부신수질에서 염기성 물질로서 순수하게 분리됐다. 천연으로 존재하는 것은 L형(좌회전성)뿐이며 유기합성된 D형(우회전성)보다 약 15배나 생리적인 활성이 강하다. 메틸기가 떨어진 노르에피네프린(노르아드레날린)도 같은 활성을 나타내지만, 에피네프린보다는 약하다.

이 에피네프린에는 신경에 의한 작용과 호르몬 작용이 있으며, 중추로부터의 전기적인 자극에 의해 교감신경 말단에서 분비돼 근육에 자극을 전달하는 역할을 한다.

에피네프린은 교감신경이 흥분한 상태, 즉 스트레스를 받게 되면 뇌나 뼈대 근육부분의 혈관을 확장시켜 근육이 스트레스에 잘 대처하도록 하고, 동시에 다른 부분의 혈관을 수축시켜 스트레스 반응과 직접적으로 연관되어 있지 않은 소화활동 등의 반응을 감소시킨다.

교감신경이 흥분하면 심장의 박동이 빨라지고 모세혈관이 수축하기 때문에 혈압이 상승한다. 부교감 신경이나 운동신경에서는 아세틸콜린이 이 구실을 하고 있다.

한편 호르몬으로서는 부신수질에 다량 함유되어 혈당량을 조절한다. 글리코겐을 분해하는 효소인 포스포틸라아제는 아데닐산에 의해서 활성화되는데 에피네프린과 췌장의 랑게르한스섬에 있는 α세포에서 분비되는 글루카곤이 이 작용을 도와 포스포틸라아제의 활성을 높인다.

그 결과 간이나 골격근에서 글리코겐의 분해가 촉진되어 혈액 속의 당이 증가하게 된다. 또 동시에 뇌하수체의 당질대사 호르몬과 부산피질의 당질코르티코이드 등도 혈당량을 증가시키는 작용을 한다.

Part 5

질병을 고치는 효소

1
잘못된 생활습관병과 대처법

우리 몸이 건강하려면 무엇보다 신진 대사가 잘 이뤄져야 한다. 이 신진대사(Metabolism)는 물질대사라고도 하는데 우리가 음식물을 섭취했을 때 영양소를 적절히 분배해서 인체 에너지와 세포재생을 위해 사용하고 불필요하거나 과잉섭취한 물질을 잘 배설하는 경로를 말한다.

아무리 좋은 음식물을 섭취하더라도 몸 안에 이상이 생겨, 소화해서 인체 내에 영양소로써 흡수하지 못한다거나 혹은 과식으로 필요 이상의 영양이 체내에 축적되는 것은 몸에 이롭지 않다.

따라서 적당한 양의 음식을 골고루 섭취하고 매일 자신의 몸에 맞는 운동을 계속하는 것이 건강을 유지하는 가장 좋은 방법이다.

그러나 바쁘고 복잡한 사회를 사는 현대인에게는 안타깝게도 이러한 삶을 사는 것이 매우 어려운 게 현실이다.

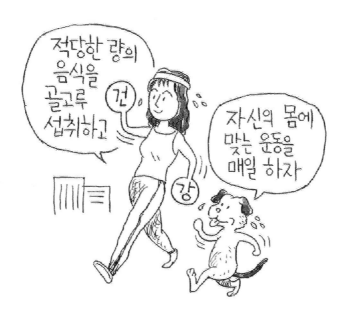

　과음이나 과식, 폭식은 물론 환경에서 오는 스트레스가 심해지다 보면 자신도 모르는 사이에 영양분의 체내 축적이 많아지고 이것이 잘못된 생활습관으로 자리잡게 된다.

　잘못된 생활습관병은 심장질환과 비만, 고지혈증, 고혈압, 당뇨병 등 우리가 흔히 말하는 퇴행성질환의 원인이 되고 있다.

　이 잘못된 생활습관병은 중요한 원인 가운데 하나가 췌장에서 만들어지는 호르몬인 인슐린이 제대로 만들어지지 못하거나 제 기능을 하지 못하는데 있다.

　이를 '인슐린 저항 증후군' 이라고도 하는데 인슐린은 우리 몸에서 분해된 포도당을 체내 각 기관의 세포에 운반하는 역할을

하고 있다. 때문에 이 기능에 이상이 발생하면 당뇨병과 고혈압
이 유발되고 근육에 통증이 오게 되는 것이다.

● 대사증후군의 심호

일반적으로 복부비만과 당뇨, 고밀도 콜레스테롤 감소, 고혈압,
중성지방 등 아래 5가지 지표 가운데 3가지가 기준치를 넘으면
대사증후군으로 볼 수 있다.

1. 복부비만: 허리 둘레 남성 36인치, 여성 32인치 이상
2. 중성지방: 150mg/dl 이상
3. 고밀도 콜레스테롤: 남성 40mg/dl, 여성 50mg/dl 미만
4. 공복 혈당: 110mg/dl 이상 또는 당뇨병 치료 중
5. 혈압: 수축기 140mg/dl 이상 또는 이완기 90mg/dl 이상
이와 같은 기준을 적용하면 우리나라도 30대의 15~20%, 40세
이상의 30~40% 정도가 대사증후군을 보이는 것으로 나타났다.

2
잘못된 식습관이 모든 질병의 원인

현대인에게 있어서 잘못된 생활습관병은 건강에 이상이 왔다는 적신호이며 서서히 생명을 단축시키는 무서운 질환이다. 임상학적인 시술이나 단기간적인 치료에 의존해서 치유될 수 있는 병이 아니기 때문이다.

따라서 무엇보다 적절한 식습관을 유지하고 체지방분해를 위한 근육 및 유산소 운동을 꾸준히 함으로써 치료될 수 있다.

아울러 적절한 건강기능성 식품을 섭취해서 체내 영양소의 균형을 유지하는 것이 필요하다.

질병의 가장 좋은 치유방법은 병에 걸리지 않도록 예방하는 것이다.

올바른 식생활, 규칙적인 운동, 스트레스 없는 편안한 마음만 지닐 수 있다면 건강은 보장된다.

영국의 한 연구에 의하면 부적절한 음식물의 내용이 암에 걸

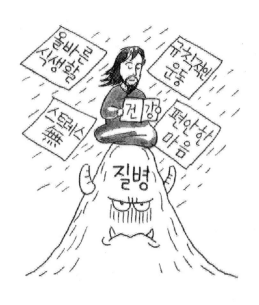

리는 원인의 약 35%를 차지하는 것으로 조사됐다. 따라서 식사를 개선하는 것만으로도 암의 예방효과는 크게 높아지는 것이다.

●질병을 줄이는 건강한 식습관

건강한 식습관을 유지하게 되면 폐암의 경우 20%, 유방암과 췌장암은 50%, 위암은 35%, 특히 대장암은 90% 감소하는 것으로 추정되고 있다.

미네랄이 과다하면 관절염을 일으키게 되고, 단백질이 과다하면 암을 유발한다. 또 과다한 지방은 콜레스테롤 수치를 높이며 과다한 당분은 당뇨병의 원인이 된다.

건강하지 못한 식습관의 폐해에 대해서는 일찍이 미국 상원의 위원회가 발표했던 유명한 맥거번 보고서가 있다.

1977년 1월 발표된 미 상원영양문제특별위원회 보고서 '잘못된 식습관이 모든 질병의 원인이다'가 바로 그것이다.

이 보고서가 발표된 이후 미국에서는 암의 치유를 위해서 식물 유래물질을 많이 섭취하고 효과가 뛰어난 식물유래 기능성식품을 복용하기 시작했다.

또 항암제 사용을 줄이는 등 지금까지와는 다른 치유법을 찾아보는 방향으로 질병에 대한 대처 방법과 생활습관이 크게 변화했다. 이런 변화가 효과를 나타내면서 1990년 이후 미국에서는 암 발병률이 현저하게 낮아지고 있다고 한다.

영양과 병의 깊은 인과관계를 의과대학에서는 가르치지 않았다. 그러나 맥거번 보고서 이후 미국에서는 의사들이 영양학을 필수과목으로 공부하고 있다.

미국에서는 의사가 환자들에게 식생활의 개선을 지도하기도 한다. 특히 효소영양학에 대한 올바른 지식과 실천이 건강과 장수에 이르는 지름길이 되고 있는 것이다.

3
난치병이 서양의학으로
치유되지 않는 이유

질병은 예방이 가능하다. 올바른 생
활습관이야말로 질병을 예방하는 지름길이다.

서양의학은 질병을 찾아내는 검사와 대중요법적 치료에는 효
과적이다. 치료를 위한 의학의 발달과 신약개발 분야에서 서양의
학은 분명 괄목할만한 성장을 거듭하고 있다.

그러나 안타깝게도 치료보다 병에 걸리지 않도록 하는 예방의
학은 소홀히 취급되고 있는 것이 현실이다. 결과 대처방식, 즉 대
중요법인 서양의학으로는 질병의 원인을 찾아내는 일은 어렵다.

병에 걸려 치료하는 것보다 병에 걸리지 않는 것이 좋다는 것
은 두 말할 필요가 없다.

이제 의학계도 치료보다는 예방을 위한 의술에 보다 많은 인
적, 물적 자원을 투자해야 할 때이다. 약은 아무리 좋은 약이라

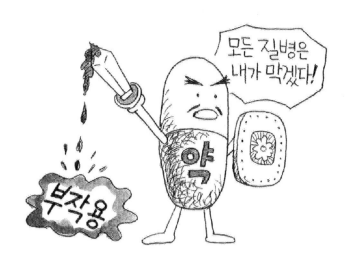

할지라도 부작용이 있을 수 밖에 없다.

● 약의 문제점

1) 약은 병의 원인을 개선하지 않을 뿐 아니라, 약 성분은 순수한 화학물질이기 때문에 몸에 들어가면 인체의 항상성恒常性이 급격하게 허물어진다.

2) 약은 장내의 유익균도 함께 죽여 버린다. 특히 항생물질과 항암제는 유익균을 제거함으로써 인체의 면역력을 저하시킨다.

3) 약의 강력한 부작용은 병을 치유하는데도 도움을 주지만 동시에 병을 더욱 악화시키는 역효과도 매우 크다.

4) 약은 질병을 예방하는 데에는 전혀 효과가 없다.

양약은 자연계에 존재하지 않는 순수한 화학물질이기 때문에 몸속에 들어가면 인체 메커니즘을 교란하는 역효과가 없을 수 없다. 자연계에 존재하지 않는 물질을 인체는 받아들이지 않을 것이다.

● 한방약도 한계가 있다.

달인 한약은 섭씨 100도 이상에서 탕제하면 효소가 완전히 제거된다. 저온 탕제가 필요한 이유이다.

결국 양방도 한방도 근본적인 치료법이 못 되며 근본치유는 식사내용의 개선에 있다. 모든 질병의 근본원인은 잘못된 식생활과 스트레스로 인해서 발생한다.

인체에 유해한 음식물을 섭취하거나 심한 스트레스를 받게 되면, 장내 유익균이 격감하고 부패균이 증식한다. 그 결과 장내에 부패가 일어나고 변에서 악취가 나며, 설사 또는 비정상적인 변이 배설되는 것은 물론 고약한 방귀가 방출된다.

소화의 불량은 혈액을 오염시킨다. 피가 끈적끈적해지고 적혈구가 쇠사슬 모양으로 서로 이어진 형태가 되어 혈관, 특히 모세혈관을 원활하게 통과하지 못하게 된다.

건강한 적혈구는 하나하나가 독립적으로 분리되어 있어야 하며 그래야 혈관 속을 막힘없이 잘 흐를 수 있는 것이다.

즉 잘못된 식습관과 스트레스는 장내 부패를 유발하고 이것이 혈액의 오염으로 이어져 각종 질병을 발생시키는 것이다.

소화불량은 임파구(면역구)의 절대수치를 줄이며, 중성지방과 콜레스테롤이 많아지게 해서 결과적으로 감염 바이러스의 번식을 초래한다.

오염된 혈액은 심장에서는 협심증을 일으키고, 혈전은 이동해서 심근경색을 일으킨다. 또 각 내장기관은 돌연변이 현상을 일으키게 되어 암을 유발하고 여러 가지 질병을 발생시킨다.

TCA에너지회로(구연산회로)가 원활히 작동하지 않게 되고, 산을 근육으로 방출함으로써 강한 통증을 일으킨다.

적혈구의 연쇄連鎖형성 현상이 나타나 내치핵內痔核과 협심증, 백내장, 메니엘병(어지럼증), 생리통, 생리불순, 자궁근종, 정맥류, 손발의 강한 냉증, 전신의 모든 통증과 쑤심 현상 등 질환이 발생한다.

4
병이 나면 아무것도 먹지 말자

사람이 병에 걸리면 우선 음식물은 소화가 잘되는 것을 섭취해야 한다.

식욕이 떨어지는 것은 몸에 병이 걸리고 있다는 신호를 보내는 것이다. 건강회복을 위해 인체 내 효소가 지금 매우 바쁘니까 효소를 필요로 하는 음식물을 당장 몸 안에 넣지 말라는 신호이다.

이것을 잘못 알고 몸이 아프니 체력이 떨어져 있고 그래서 무리해서라도 무얼 좀 먹어야 한다고 모두들 오해하고 있다. 매우 잘못된 상식이다.

동물들은 몸이 안 좋을 때는 아무리 맛있는 것을 앞에 갖다 놓아도 먹지 않고 가장 편한 상태로 몸을 쉬게 한다.

단식함으로써 몸 안의 효소를 온존溫存시켜서 건강을 회복하도록 효소의 활동을 돕는 것이다. 동물들은 이 방법을 본능적으로

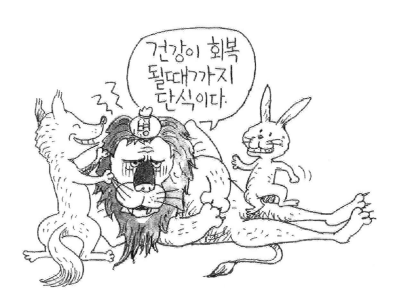

알고 있다.

그런데 사람들은 그 반대로 몸이 아플 때에도 체력을 유지하기 위해 음식을 먹어야 한다고 생각한다.

5
효소와 마그네슘

효소가 많은 먹거리, 즉 과일이나 날 야채 등에는 대량의 마그네슘이 들어 있다. 효소가 대량으로 쓰일 때는 마그네슘이 필요하다.

효소가 인체 내에서 활동할 때 비타민, 미네랄은 그 보조역할을 한다. 이 중에서도 마그네슘은 그 역할이 매우 크다.

따라서 정상적인 효소의 활성을 위해서 인체는 충분한 양의 마그네슘을 필요로 한다. 마그네슘이 다량 함유된 과일, 생채소, 해조류를 꾸준히 섭취하는 것이 좋다.

가열 조리된 육류와 생선, 계란의 과식, 담배, 술의 과다섭취, 식품첨가물, 그리고 일상적인 스트레스는 효소의 소모와 고갈을 촉진한다.

이렇게 해서 소화효소의 낭비가 크면 대사효소의 절대량이 감소하게 되고 세포 내 미네랄, 특히 마그네슘이 대량 소모되는 것이다.

마그네슘은 효소의 활성을 돕는 으뜸가는 보조제로서 효소와 하나가 되어 활동한다.

마그네슘이 소화활동을 위해서 과잉 소비되면 세포내에 있는 마그네슘이 대량 유출된다. 이때 마그네슘이 빠져나간 빈자리에 들어가서는 안 되는 칼슘이 들어가면 세포내에는 정상의 범위를 넘어선 다량의 칼슘이 들어가게 된다.

이렇게 될 경우, 세포는 매우 긴장해서 수축과 경련을 일으키게 되는 것이다.

이 같은 긴장상태가 지속되면 여러 부위에서 통증이 발생한다.

근육에서는 근육통, 장딴지 경련, 어깨통증, 관절염, 심장에서는 협심증, 맥박이 자주 뛰는 일이 생긴다.

또 부정맥, 자궁에서는 근종, 생리불순, 내막증^{內膜症}, 기관지에서는 기관지염, 기관지천식, 동맥에서는 고혈압, 당뇨병, 동맥경화, 심근경색이 일어난다.

그리고 신경에서는 정신이상, 학습능력저하, 뇌졸중, 편두통, 기타 부종, 충치, 골감소증, 결석 등 거의 모든 증상이 나타나는 것이다.

결국 생채소나 과일, 해조류 부족이 이런 큰 결과를 초래하는 것이다.

인체에 있어서 마그네슘이 칼슘보다 더 중요한 역할을 한다는 사실이 이미 확실해졌다. 마그네슘의 양이 칼슘과 같거나 그 이상 없으면 뼈는 만들어지지 않는다.

마그네슘은 대부분 세포 내에 존재하며 세포 외에 있는 마그네슘과의 비율은 4:1이다. 반대로 칼슘은 거의가 세포 외에 존재하고 있으며 외부와 내부의 칼슘비율은 1,000:1이다.

인체 내에서 효소의 수요가 많아지면 보조제인 마그네슘의 수요도 함께 늘어난다. 마그네슘이 부족하게 되면 심장과 호흡기계 질환, 신경계, 부인과 계통 질환의 원인이 된다.

바로 이때 세포 내에 필요한 마그네슘 양이 부족하면 그 빈자리에 칼슘이 들어가 버리게 되는 것이다.

이 같은 마그네슘의 세포 내 결핍원인은 거의가 나쁜 음식물에 의한 소화효소의 과잉 낭비에 있다. 따라서 효소가 듬뿍 함유된 음식물과 충분한 비타민, 미네랄을 섭취해야 우리 몸은 건강해지는 것이다.

6
활성산소와 프리 래디컬

영국식품기준국(FSA)에 의하면 감자튀김과 시리얼 등 곡물을 기름에 튀겨서 만든 과자에는 발암물질인 아크릴아미드가 다량 함유되어있는 것으로 나타났다. 고온의 기름에 튀길 때 발암물질인 아크릴아미드가 발생하는 것이다.

스웨덴 식품당국도 일반적인 감자튀김에는 WHO기준의 500배, 패스트푸드점의 감자튀김에는 기준의 1,000배에 해당하는 아크릴아미드가 함유되어 있다고 발표했다.

기름에 튀긴 음식은 산화되기 쉽고 활성산소 및 프리 래디컬(free radical)의 해독에 노출되어 있다.

그리고 트랜스지방은 인공적으로 만들어진 기름으로 세포를 파괴하는 무서운 물질이다. 이 트랜스지방은 마가린에 대량 들어 있다. 산화된 트랜스형 지방을 함유한 식품들은 우리 인체에 극

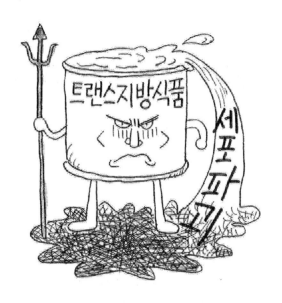

히 유해한 쓰레기음식인 것이다.

프리 래디컬(Free radical): 유해산소라고도 한다. 우리가 호흡하는 산소와는 완전히 다르게 불안정한 상태에 있는 산소로서 환경오염과 화학물질, 자외선, 혈액순환장애, 스트레스 등으로 산소가 과잉생산된 것이다.

이렇게 과잉 생산된 활성산소는 사람의 몸 속에서 산화작용을 일으킨다. 그 결과 세포막과 DNA, 그 외의 모든 세포 구조가 손상당하고 손상의 범위에 다라 세로가 기능을 잃거나 변질된다.

이와 함께 몸 속에 여러 아미노산을 산화시켜 단백질의 기능 저하를 가져온다. 그리고 핵산을 손상시켜 핵산 염기의 변형과 유리, 결합의 절단, 당의 산화 분해 등을 일으켜 돌연변이나 암의 원인이 되기도 한다.

또한 생리적 기능이 저하되어 각종 질병과 노화의 원인이 되기도 한다.

그러나 활성산소가 나쁜 영향을 주는 것만은 아니다.

병원체나 이물질을 제거하기 위한 생체방어 과정에서 산소나 과산화수소와 같은 활성산소가 많이 발생하는데 이들은 강한 살균작용이 있어 병원체로부터 인체를 보호하기도 한다.

현대인의 질병 중 약 90%가 활성산소와 관련이 있다고 알려져 있다. 구체적인 질병으로는 암과 동맥경화증, 당뇨병, 뇌졸중, 심근경색증, 간염, 신장염, 아토피, 파킨슨병, 자외선과 방사선에 의한 질병 등이 있다.

따라서 이 같은 질병에 걸리지 않으려면 몸 속의 활성산소를 없애주면 된다. 활성산소를 없애주는 물질인 항산화물로는 비타민E와 비타민C, 요산, 빌리루빈, 글루타티온, 카로틴 등이 있다. 이 항산화물질들은 자연적인 방법으로 섭취하면 큰 효과가 있다.

7
건강한 인체는 약알칼리성

우리 인체는 약알칼리 상태일 때 가장 건강하며 몸 상태가 산성 쪽으로 기울면 병이 오게 되어 있다. 따라서 우리 몸은 약알칼리성으로 유지시켜 줘야 한다.

우리 몸의 약 70%를 구성하는 수분 역시 약알칼리성이어야 하며 약 7.7%를 차지하는 혈액 또한 약알칼리성이어야 한다. 건강한 혈액과 체액은 약알칼리성(pH7.3~7.4)이고, 약알칼리성 혈액과 체액 환경에서는 암세포가 살 수 없다.

혈액이 산성화되면 피가 끈적끈적한 상태가 되는 어혈이 된다. 어혈을 산독증酸毒症이라고도 한다. 바로 이 맑지 않은 끈적끈적한 피가 온갖 질병을 유발하게 되는 것이다.

우리가 매일 마시는 물도 약알칼리성이어야 하고, 우리가 섭취하는 음식물 또한 알칼리성이라야 좋다. 문제는 우리가 섭취하는 음식물이 점점 산성화되고 있다는데 있다.

곡물이 자라는 논밭의 토양부터가 점차 산성화되고 있고, 하늘에서는 산성비가 내리고 있다. 이에 따라 곡물과 채소, 과일도 산성화되고 있으며 지하 암반수도 산성화되고 있다.

산에 가서 마시는 약수도 150미터 지하 암반수가 산성화되고 있다. 서울 방배동의 우면산 약수(적합 판정을 받은)와 경기도 화성시 서신면의 청정 지역 지하 150미터 암반수를 채취해서 pH를 측정한 결과 pH6.8내외의 약산성으로 나타났다.

pH란 수소 이온농도를 나타내는 기호이다.

pH7은 중성을 나타내고, pH7에서 pH14까지는 알칼리성, pH1에서 pH7까지는 산성이다. pH14는 강알칼리성, pH1은 강산성이다. 약알칼리성은 pH7.3에서 pH7.4사이가 된다.

혈액이 산성화하면 몸은 알레르기 체질이 되고 코, 눈의 점막을 녹이는 호산균^{好酸菌}이 늘어나게 된다.

호산균이 늘어나 점막이 엷어지면 꽃가루 등 유해물질이 쉽게 몸 안으로 침입하게 된다. 이런 꽃가루 등의 이물질이 침입해 들어오면 백혈구는 이물질을 퇴치하기 위해 히스타민을 방출해서 이물질을 공격한다.

벌레에 물린 부분이 빨갛게 변하는 것은 이처럼 히스타민이 방출되고 있음을 보여주는 것이다. 그래서 벌레 물린 피부에 바르는 약에는 항히스타민제가 들어있다.

8
아이들의 침과 콧물, 그리고 효소

우리는 알칼리성 음식물을 일상적으로 섭취해야 하며 대표적인 알칼리성 음식이 매실과 미역, 그리고 현미이다.

현미는 몸의 균형을 약 알칼리성으로 유지하는 센서와 같은 역할을 한다.

단 음식은 가능한 한 섭취를 줄이고 매실, 미역, 현미를 꾸준히 섭취하면 비염(화분증), 아토피성 피부염 등 알레르기성 질병 치유에 큰 도움이 된다.

단 것(설탕)은 백혈구가 세균을 잡아먹는 식균食菌 능력을 저하시킨다. 그리고 음식물을 잘 씹지 않으면 타액의 분비가 부실해져서 장의 점막이 약해진다.

이렇게 되면 바이러스가 쉽게 세포를 통과할 수 있게 되어 우리의 몸 안으로 침입하게 되는 것이다.

점막을 강하게 하는 호르몬 물질로는 파로틴(Parotin)이 있다. 파로틴은 이하선^{耳下腺}, 즉 귀밑샘에서 방출된다.

음식을 잘 씹어 먹으면 타액 분비가 좋아지고 이하선에서 파로틴의 분비가 잘 된다. 그러나 음식물을 잘 씹지 않거나, 단 것을 먹게 되면 타액 분비가 나빠지고 파로틴이 부족하게 된다.

그래서 음식물은 잘 씹어서 먹는 것이 좋고, 단것은 가급적 적게 먹는 것이 좋은 것이다. 단 것을 먹었을 때는 소금을 조금 섭취해서 중화해 주면 좋다.

• 파로틴: 귀밑샘에서 주로 분비되는 침샘호르몬. 귀밑샘을 뜻하는 독일어 Parotis에서 유래한다.

선세포로부터 다른 타액성분과 더불어 관강^{管腔} 내에 분비되고 배출관에서 구강 내에 유출하기 전에 배출관의 일부인 조문부^{條文部}에서 타액이 재흡수될 때에 호르몬도 동시에 흡수되어 혈액 속으로 들어간다.

1944년에 소의 이하선(귀밑샘)으로부터 분리 정제하는데 성공하고, 또 소의 악하선(턱밑샘)에서도 단리^{單離}되었는데 이것은 S-파로틴이라고 한다.

이는 17종의 아미노산으로 되어 있는 글로불린성 단백질이며, 조직의 발육, 영양의 도모, 경조직^{硬組織}의 발육을 촉진한다. 근무력증, 위하수증, 변형성 관절증, 동맥경화증, 고혈압증, 갱년기장애, 노인성 백내장, 요통 등에 사용된다.

아기들에게 단 것을 먹이고 주스를 먹이고 분유를 먹인 결과 요즘 아기들은 침을 흘리지 않게 되고 스트레스를 받은 아기의 머리털은 곤두서 있다. 아기들에게 먹이고 있는 유아식의 대부분에 효소가 없기 때문이다.

● 아기에게는 건강한 어머니의 건강한 모유가 가장 좋다.

모유는 아이들의 성장에 필요한 모든 영양소를 모두 함유하고 있다. 또한 무럭무럭 자라는데 필요한 효소를 다량 함유하고 있다.

그러나 모유가 나오지 않아 분유를 꼭 먹일 수밖에 없는 형편이라면 효소와 미네랄, 비타민, 식이섬유가 풍부하게 함유된 현미 곡류 효소를 분유에 섞어 함께 먹이면 좋다.

● 아이들은 침과 콧물을 흘려야 정상이다.

예전에 우리가 아기였을 때 하나 같이 턱받이를 목에 걸고 있었다. 이렇게 콧물을 흘리고 침을 흘린다는 자체가 건강하다는 증거이다.

입과 코를 통해서 몸 안으로 침입하는 병균과 바이러스를 1차적으로 차단하는 우리 몸의 장치가 콧물이며 침이다.

분유를 먹여서 침과 콧물을 흘리지 않는 아기는 질병에 취약하게 된다. 아기 입안의 침 속에 분비되어 있는 효소는 입안으로

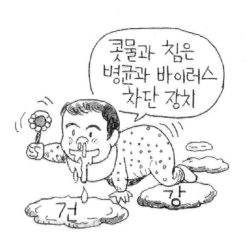

침입해 들어오는 병균과 바이러스를 분해해서 체외로 배출하는 인체의 중요한 방어수단이기 때문이다.

그런가 하면 식품 첨가물이나 화학조미료, 산화한 기름, 그리고 정제된 설탕, 정제된 소금의 과다섭취는 간뇌 손상의 원인이 된다.

오늘날 치매 노인이 늘고, 조용하고 표정이 없으며 기저귀가 젖어도 울지 않고, 웃는다거나 눈을 마주치지 않는 아기(Silent baby)가 늘어나는 것은 간뇌^{肝腦}가 손상되어 그런 것이다. 신경이 나오는 곳이 간뇌인데 신경이 끊어지면 손가락이 잘 움직이지 않는다.

●알아두면 유익한 용어

• 간뇌肝腦: 뇌의 한 부분으로서 대뇌와 소뇌 사이에 존재하는 작은 뇌. 주로 내장, 혈관과 같은 자율신경을 관리한다.

또 자율신경실조증이 있다. 이것은 신경이 정상적으로 작동하지 않는 것을 말한다. 이렇게 되면 장기가 정상적으로 작동하지 않게 되어 당뇨병과 심근경색, 고혈압 등 여러 가지 질병에 쉽게 걸리게 된다.

건강한 간뇌를 유지하기 위해서는 간뇌에 좋은 음식물을 섭취해야 한다. 현미와 보리, 대두는 간뇌를 튼튼하게 해주는 음식물이다.

그리고 티로신(Tyrosine)이라는 아미노산이 풍부한 음식물을 섭취하면 간뇌가 건강해진다.

• 티로신(Tyrosine: 방향족 α아미노산의 하나로 비필수 아미노산이다. 단백질의 크산토프로테인반응(노란색), 미론반응(붉은색) 등에 의해서 검출, 정량된다. 대부분의 단백질에 들어 있으며, 특히 카세인과 견사絹紗 피브로인에 많다.

티로신이 가장 많이 함유된 음식으로는 메뚜기, 정어리, 잡어(잔 물고기)가 있다. 식물성으로는 죽순, 청국장, 두부껍질에 많이 함유되어 있다.

9
발효와 부패의 차이점

발효는 효모나 세균 등 미생물이 에

너지를 얻기 위해 유기화합물을 분해해서 알코올류나 유기산류,

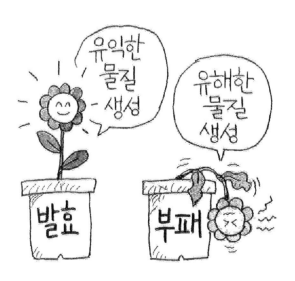

이산화탄소 등을 생성해가는 과정이다.

이에 비해 부패는 유기물, 특히 단백질이 유해균에 의해 분해
되면서 유해한 물질과 악취가 나는 기체를 생성하는 변화이다.

발효와 부패는 균에 따라 결정되며 발효는 사람에게 유익한
물질을 만들어내고 부패는 유해한 물질을 생성한다.

유익균은 좋은 영양소와 비타민을 합성해 유해균의 증식을 방
지하고 병원균 증식을 차단해서 건강을 유지시키는 활동을 한다.

이에 비해 부패균은 암모니아와 유화수소, 인돌, 스카톨, 페놀,
아민 같은 유해물질을 생성한다.

● 발효식품의 장점

• 거의 썩지 않기 때문에 장기간 보존이 가능하다.

• 미네랄이 몇 배로 증가하고, 아미노산이 10배로 늘어나는 등
영양가가 높아진다.

• 거의가 효소를 함유한 식품으로 포도주의 경우, 발효하기 전
의 포도에 비해서 2,000배 이상의 유익 미생물이 증식된다. 또 발
효 된장 식품의 경우는 1그램에 8억에서 10억 마리의 유산균이
생성되며 이 균이 균체내 효소를 방출해서 효소활동을 한다.

• 몸에 해로운 독성분을 분해하며 아무리 강력한 맹독猛毒도
발효를 시키면 독성이 사라진다.

• 영양소가 분해되어 저분자화한 상태이기 때문에 흡수가 용

이하다. 단백질의 경우 아미노산 가까운 상태까지 분해된다.

예를 들어 완숙 바나나를 발효하면 약 20%에 해당하는 탄수화
물이 절반에서 3분의 1가량 글루코스로 변환되며 이것은 소화에
매우 좋다.

우유만 하더라도 그 자체는 소화가 잘 되지 않지만 우유를 발
효시킨 요구르트의 소화가 잘 되는 까닭은 발효과정에 소화가 어
려운 유당이 분해되었기 때문이다.

10
각종 난치병을 치료하는 효소

미국에서는 오래 전부터 각종 난치병의 치료에 효소를 이용한 치료법이 각광을 받아왔다.

난치병인 에이즈의 경우, 에이즈에 수반되는 증상인 영양소 흡수 부전을 치료하는데 효소가 유효하게 이용되고 있다.

특정 단백질 분해효소의 배합이 HIV감염자의 특정임파구 산출을 촉진해서 면역시스템이 소멸되는 증상을 완화시키는 것이다. 에이즈 환자가 효소보조제를 일상적으로 섭취하면 병의 진행을 지연시키고 증상을 경감시키는 것으로 판명되고 있다.

바이러스 질환인 인플루엔자와 헤르페스, C형 및 B형 간염에도 효소가 이용되고 있다. 즉 바이러스를 둘러싸고 있는 점성의 단백질 성분이 단백질 분해효소에 의해 분해돼 바이러스가 파괴되는 것이다.

특히 대상포진의 경우, 단백질 분해효소에 의한 치료가 현재로서는 가장 효과적인 치료방법이며 부작용이 전혀 없다.

인플루엔자의 바이러스도 트립신 효소에 의해서 소멸시킬 수 있다. 독일에서는 대상포진에 효소를 대량 투여할 경우 회복률이 대폭 향상된다는 임상보고가 있다.

이렇게 하면 일반적으로 대상포진 후 발생하는 신경통 증상도 없는 것으로 보고되고 있다.

●관절염, 요통, 류머티즘에 유효한 효소

소화불량은 경우에 따라서는 전신적 통증이 재빨리 나타나는 데, 이것은 특히 관절염이나 요통으로 나타난다.

관절염, 요통腰痛, 류머티즘, 어깨통, 기타 통증에도 효소가 유효하게 이용되고 있다.

불완전한 소화는 때로 전신에 통증을 일으키며 특히 관절염이나 요통을 유발한다. 아미노산으로 분해되지 않는 폴리펩타이드(질소잔류물)는 장내 부패를 유발해서 TCA에서 지회로의 원활한 회전을 방해하기 때문이다.

에너지회로에 들어간 질소잔류물은 유산, 기타 산을 생성해서 전신에 통증을 나타내는 근 수축을 일으킨다.

이것은 효소의 부족으로 인한 소화불량이 근본적인 원인이다. 따라서 소화, 배설이 원활해지면 거짓말같이 통증이 해소되기도 한다.

류머티즘도 무엇보다 효소 건강식품의 대량 투여가 유효하므로 효소 보조식품을 많이 섭취하고 과일과 생채소 중심의 혈액을 정화하는 음식으로 밥상을 개선하면 치료 효과가 크다.

암은 생식, 특히 과일, 생채소 섭취부족에 기인한다. 즉 효소부족과 식이섬유 부족이 최대 원인이라고 해도 과언이 아니다. 인체 내 잠재효소(대사효소)의 과잉소비가 온몸의 기관을 발암체질로 바꾼다.

11
효소가 암을 이긴다

각종 암은 과일, 날야채의 섭취 부족에서 온다고 해도 과언이 아니다. 즉 효소 부족, 식이섬유 부족이 암을 형성하는 최대 인자이다.

암 세포는 암모니아 대사물인 아민, 페놀, 스카톨, 인돌 그리고 유화수소는 메틸메르카부탄을 발생시켜 그것들이 발암물질인 니트로소아민^{Nitrosoamine}을 만들기 때문에 생긴다.

• 니트로소아민^{Nitrosoamine}: 강한 발암성이 있는 화학 물질, 즉 물고기 등에 포함되어 있는 아민류와 발색제^{發色濟}, 방부제 등이 위액과 반응해서 만들어진다.

효소는 또 TNF(종양괴사인자-마크로퍼지에서 생성된 사이토카인의 하나로 이상 증식하는 암세포를 파괴한다)를 생성한다.

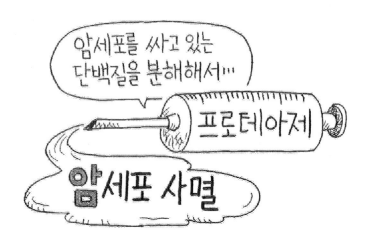

오스트리아의 암 리서치협회의 의사인 루시아 디사이아는 효소 보조식품을 다량 사용해서 TNF를 생성하는데 성공했다.

최근들어 많은 의학자들이 암에 대한 효소 치료법의 중요성을 인식하고 있다.

췌장효소는 암세포 표면의 항원에 작용해서 암세포를 여지없이 파괴하는 사실이 알려져 있다.

특히 프로테아제는 암세포를 싸고 있는 단백질을 분해해서 암세포를 둘러싸고 있는 단백질의 코팅을 분해해서 암을 죽인다. 암세포의 단백질 외피가 파괴되면 항원抗原이 빠져 나와 면역시스템이 활발해진다.

프로테아제는 암세포가 만드는 면역복합체를 제거하는 기능도 있다. 췌장효소는 킬러T-cell의 증가를 유발해서 TNF를 증가시키는 보조 기능이 있다.

그래서 유럽의 의사들은 종양을 파괴하기 위해 췌장효소를 직접 종양에 주사하기도 한다.

이 주사에 포함된 효소는 화학요법과 병용하면 크게 효과를 볼 수 있다. 화학요법의 양을 줄일 수 있어 부작용이 감소한다.

그리고 프로테아제는 암세포가 다른 암세포와 결합해서 악영향을 낳고, 전이하는 것을 막는 기능도 있다.

암 환자의 체내에서 발견되는 위험한 면역복합체는 효소보조제 섭취만으로도 대폭 줄일 수 있다.

이 복합체는 암으로 변한 종양을 증대시키는 인자로써 이 복합체의 증식이 암의 증식으로 이어져 생존을 어렵게 하는 것이다.

효소요법을 받은 암 환자는 이 복합면역체의 증식이 억제되어 그 결과 암 전이가 대폭 억제됨으로써 식욕이 나고 힘이 나서 정신적으로도 좋아진다.

유럽 의사들이 많이 사용하는 효소제제로는 파파인과 브로멜라인, 트립신, 키모트립신, 리파아제, 아밀라아제, 루틴(바이오플라보노이드)등이 있다.

12
병을 만드는 식품,
병을 이기는 식품

최근의 연구에 의하면 인체 내의 면역을 담당하는 기관이 소장의 점막인 것으로 알려지고 있다.

효소보조제는 비타민이나 미네랄보다 중요한 보조제이며, 여러 가지 보조식품 중에서 가장 필요한 보조제이다. 인체 내 잠재되어 있는 효소의 절대량은 한정되어 있으며, 게다가 현대인 모두는 잠재효소가 크게 부족하다.

● 모든 병은 대사효소의 부족이 원인이다

소화효소 부족으로 소화불량이 발생하고 그 결과 대사효소가 일단 대사활동을 중지하게 되고, 소화활동을 하게 된다. 이때 대사가 소홀해지면서 병에 걸리게 된다.

이것은 효소영양학의 기본으로 소화불량에 의한 소화효소의 과잉소비가 질병의 원인이 되는 것을 뜻한다.

인간의 모든 생명현상 중에서 가장 에너지 소모가 많은 것이 소화활동이다.

소화불량은 장내 부패와 이상발효를 초래하고 더 나아가서 장내 부패균이 많아지고 혈액이 끈적끈적해지는데 이 혈액의 정화를 대사효소가 하고 있는 것이다.

13
효소를 과잉 소모시키는 것들, 우유와 알코올

사람들은 대부분 우유를 최고의 영양식품으로 믿고 있다. 최근 한 연구에서 그렇지 않은 것으로 나타났다.

미국 하버드 대학의 2000년 보고서에 의하면 여성 78,000명에게 우유를 12년 동안 마시게 한 결과, 골감소증이 더 진행된 것으로 나타났다. 우유는 칼슘이 풍부하지만 마그네슘이 크게 부족하기 때문이다.

뼈의 생성에는 칼슘 외에 마그네슘, 인이 균형 있게 존재해야 하며, 칼슘의 과다섭취는 오히려 마그네슘의 과다배출을 유발해서 골감소증과 골다공증이 되는 것이다.

칼슘만 많고 다른 미네랄 성분은 부족한 우유는 그 칼슘성분이 뼈로 가지 않을 뿐 아니라 혈액 중에 넘쳐나 몸 여러 곳에 이

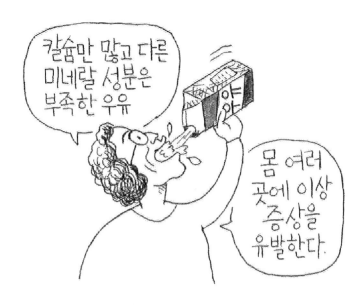

상 증상을 유발한다.

　즉 신장과 쓸개 등에 돌結石을 만들과 동맥경화, 요통, 배근통, 두통, 슬통膝痛(무릎통), 좌골신경통, 등 통증, 고혈압, 장딴지 경련, 협심증, 부정맥, 암 등의 원인이 된다.

　문제는 우유에 함유된 칼슘과 마그네슘 등 다른 미네랄과의 밸런스가 맞지 않기 때문에 이런 질병을 유발하는 것이다.

　그래서 스웨덴 룬도대학 부속 마루메 대학병원의 코렉코 박사는 유아에게 적어도 생후 1년은 모유 또는 특별히 조제된 유아용 우유를 먹이되 시판되는 우유는 먹이지 않도록 해야 한다고 강조했다.

우유나 유제품은 유아에게 중요한 과일이나 곡류를 먹일 기회와 가치를 앗아가고 있다.

우유는 철분의 함량이 적다. 해조류와 콩류의 비해 철분의 흡수를 방해해서 혈변을 야기할 우려가 있다.

특히 우유에는 동물성 지방이 많아 유아의 신장과 대사에 부담을 주고 인슐린의 분비도 촉진한다. 또 우유를 마시는 유아는 비만아가 될 위험이 높다.

우리 인체는 우유와 같은 고단백질, 고지방을 소화할 프로테아제, 리파아제 효소가 본래 충분하지 않다.

아미노산이 100개 이상 붙은 것을 폴리펩타이드라고 하는데 이것이 분해되지 않고 장에서 흡수되면 알레르기 증상이 나타난다.

과당과 포도당이 합쳐진 것이 자당(蔗糖-슈크로오스)이며 이 결합은 매우 강해서 효소나 염소(위산)로도 잘 분해되지 않는다. 위속에서 6시간이나 결합되어 있다는 보고도 있다.

이를 분해하기 위해서 많은 양의 펩신과 아밀라제가 소모된다. 그리고 자당을 사용한 과자류에는 유해균이 번식하고 있어 장내 부패를 일으킨다.

생식이 좋다고 하자 아무 식품이나 생식을 하는 사람들이 있는데 현미와 대두, 소두 등 콩류는 생식을 삼가야 한다.

씨에는 일정한 조건이 갖추어지지 않으면 발아하지 않도록 하는 효소억제 물질이 있다.

그래서 씨를 생으로 먹는 것은 효소억제 물질을 먹는 것이 된다. 이것은 분해가 잘 되지 않으며 엄청난 양의 소화효소를 필요로 하게 된다.

따라서 사과나 수박, 매실, 포도, 감, 호박 등의 씨는 생으로 먹어서는 안 된다. 단, 현미와 대두, 소두 등 콩류는 발효시켜 먹으면 최고의 식품이 된다.

그런가 하면 알코올류는 영양학적으로 좋지 않은 음료이다. 알코올은 비타민 B군의 인체 내 흡수를 방해하고 마그네슘, 칼륨, 아연의 레벨을 떨어뜨린다.

●간장의 조직을 파괴하는 알코올

또한 알코올은 조금씩 간장의 조직을 파괴해가며 뇌신경에 악영향을 미쳐서 통찰력과 집중력, 운동기능을 혼란시킨다.

이 알코올을 장기간 섭취하게 되면 최종적으로는 간장을 파괴하고 몸을 산성 체질로 만들게 된다. 이렇게 되면 질병에 취약하게 되고 근육통을 야기하며 유방암, 간장암, 고지혈증, 동맥경화, 심장장애, 신장장애 등의 질병에 걸리기가 쉽다.

따라서 산성음료인 술은 소량만 마시는 것이 좋은데 술 중에서도 붉은 와인이 유일하게 알칼리성이다. 이 붉은 와인에는 항산화물질이 함유되어 있으니 절제해서 적은 양을 마시는 것이 좋다.

결국 건강하게 살기 위해서는 체내에 잠재된 효소를 가능한 한 아끼고 또 날마다 부족한 양을 채워줘야 한다.

효소의 부족이 병을 부르고 충분한 효소가 병을 고친다. 효소가 이토록 중요한 것임에도 불구하고 이 평범한 진리를 우리는 너무나 모른 채 살고 있다.

Part 6

현미발효식품과 건강

1
소화효소 부족이 질병의 원인

좋은 영양이란 무엇을 먹느냐가 아니고, 먹은 것을 어떻게 잘 소화하고, 그리고 인체 내에 잘 흡수할 수 있는지에 의해서 결정 된다.

아무리 좋은 음식도 잘 소화해서 영양소로 변환시켜 흡수하지 못한다면 우리 몸의 피와 살이 될 수 없다.

결국 인체 내 효소가 부족하면 소화가 잘 안되고, 몸에 흡수가 잘 되지 않기 때문에 아무리 좋은 음식을 먹어도 도움이 안 된다는 것이다.

인체가 요구하는 영양은 3대 영양소를 중심으로 8종의 필수 아미노산, 13종의 비타민, 18종의 미네랄이 필요하며 매일 이를 식사로 섭취하는 것이 이상적이다.

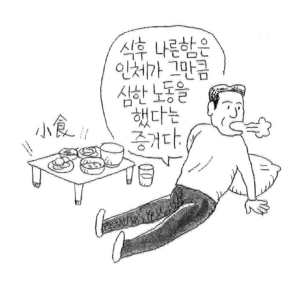

● 식사 내용을 바꿔라

건강하기 위해서는 우선 식사 내용을 바꿔보자. 소화가 잘 되지 않는 산성식품인 육류의 섭취는 가능한 한 줄이고 채소와 해조류, 과일은 가급적 늘리는 것이 좋다. 그리고 곡류를 골고루 많이 섭취하자.

즉 곡류는 80퍼센트, 동물성 단백질은 10퍼센트 내외, 그리고 채소와 해조류, 과일로 밥상을 차린다면 10개월 후 분명 지금보다 건강한 몸으로 변해 있을 것이다.

그리고 소식小食이 중요하다. 우리가 날마다 배불리 먹는 양의 80퍼센트만 먹으면 병에 걸리지 않고, 70%만 먹으면 의사가 필요

없다는 말이 있다.

실제로 우리가 먹은 음식물을 소화하기 위해서 인체는 엄청난 노동을 하게 된다. 인체가 보유한 에너지의 약 50%는 섭취한 음식물의 소화와 분해에 사용되고 있다고 한다.

이처럼 소화활동은 힘이 많이 드는 작업이며 밥을 먹은 후에 몸이 나른함을 느끼는 것은 인체가 그만큼 심한 노동을 했다는 증거이다.

미국에서는 이미 육류 중심의 식생활을 바꾸기 시작했다. 동물성 단백질의 과잉섭취가 심각한 사회문제가 되고 있기 때문이다. 소화효소의 과도한 소모와 소화부족에 기인한 음식물의 부패는 장내腸內환경을 오염시켜 질병을 유발하는 최대의 원인이 되고 있다.

소화효소 부족은 영양소의 분해와 흡수를 저해함으로써 거의 모든 질병의 원인이 되는 장내 부패의 만성화를 부른다.

비단 동물성 단백질만이 문제가 아니다. 현대인이 즐겨 복용하는 탄산음료수들은 인체에 매우 유해하며, 약이나 카페인, 알코올 등은 또 다른 자연 소화과정을 저해하는 물질이다.

2
흰쌀밥보다 현미식이 좋은 이유

현미와 현미찹쌀, 율무, 조, 콩 등 잡곡을 혼합한 것을 하루 정도 물에 담가둔 후 다음날 압력솥으로 밥을 하면 거칠거나 입안에서 구르지 않고 입에 착 달라붙고 맛도 훌륭하다.

인체에 필요한 영양소는 대략 45종인데 현미에는 비타민C를 제외한 이 모든 필수 영양소가 들어있는 거의 완전식품이다. 그럼에도 불구하고 벼를 하얗게 깎아서 흰쌀만 먹는 것은 참으로 안타까운 일이 아닐 수 없다.

벼의 도정과정에서 깎여져 나가는 현미의 배아에는 생명이 살아있고, 깎여져 나가는 현미의 미강(米糠-표피)에는 각종 비타민과 미네랄이 듬뿍 들어있다.

그런데 바로 그 생명을 잉태하고 미네랄, 비타민의 보고寶庫인 현미의 배아와 미강을 사람들은 돈을 들여 일부러 깎아내고 생명

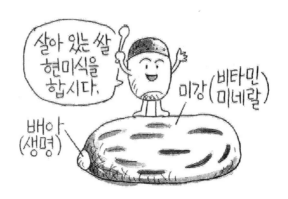

이 없는 죽은 쌀, 미네랄과 비타민이 제거된 쌀의 전분만 섭취하고 있는 것이다.

참으로 어리석은 일이다. 따라서 건강을 유지하기 위해서는 오늘 이후부터 꼭 현미밥을 먹는 것이다.

이것만으로도 우리의 건강은 지금부터 3개월 후 정도면 많이 달라져 있는 모습을 스스로 발견할 수 있을 것이다. 그리고 10개월이 경과하면 우리 몸의 세포는 지금보다 건강한 새로운 세포로 바뀌어 있을 것이다.

따라서 지금부터라도 우선 흰밥 대신 현미잡곡밥으로 바꿔보자.

3
현미의 주요 구성성분

마당에 현미와 도정된 흰쌀을 뿌려
두면 참새는 현미부터 먼저 먹는다는 말이 있다고 하지 않는가.
새들조차도 본능적 감각으로 생명이 살아 있는 완전식을 찾는 것
이다.

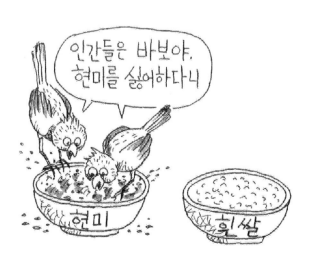

현미의 중요성에 대해 많은 사람이 얘기하고 있지만 그동안 우리나라에는 현미의 성분에 대한 본격적인 연구가 부족했다. 과연 왜 현미를 최고의 영양식품이자 완전식품이라고 할까.

현미의 주요 구성성분에 대해 본격적으로 한 번 알아보자.

1) 비타민 B군[群]

●비타민 B1

비타민 B1은 마늘과 파, 양파, 부추 등에 많이 함유되어 있으며 특히 현미와 통밀에는 B군이 고루 들어있다.

몸이 쉬 피로한 것은 몸에 에너지가 부족하거나 몸 속에 쌓인 노폐물이 잘 대사되지 않은 것이 이유이기도 하다. 비타민 B1은 신경계의 기능과 밀접한 관계에 있으며 이것이 부족하면 초조감, 식용부진, 만성피로 증상이 발생한다.

●비타민 B2
 • 지질대사를 촉진하고 당질대사에도 관여
 • 과산화지질을 분해
 • 성장을 촉진
 • 세포재생, 에너지대사를 도와 성장을 촉진
 • 점막을 보호
 • 장내 세균에 의해 체내에서 합성

- 지방대사와 칼슘의 흡수
- 식품 첨가물의 해독작용
- 알레르기 체질개선

부족할 경우, 변비와 피부염, 구내염 등이 발생하고 눈에 가려움증 발생

●비타민 B6
- 단백질 대사에 없어서는 안 되는 비타민으로 지질대사에도 관여
- 신경전달물질 합성에 관여
- 항체와 적혈구 생성에 불가결
- 인슐린 합성에 관여
- 체재 세균에 의해 합성
- 피부염의 예방

부족하게 되면 구내염, 빈혈, 지방간, 피부염, 알레르기 증상 등을 유발, 현미효소와 콩류에는 비타민 B6이 많이 함유되어 있다.

●비타민 B12
- 엽산과 함께 적혈구의 헤모글로빈을 합성
- 신경계 세포 내의 단백질과 지질, 핵산의 합성을 돕고 신경계를 정상적으로 기능하게 하는 역할 수행

• 엽산을 재이용하는 기능

비타민 B12는 간에 저장되며 부족하면 악성빈혈 증세가 유발된다.

뇌의 지령을 전달하는 신경이 정상적으로 기능하지 않으면 근육을 움직일 수 없다.

비타민B1은 근육과 신경을 움직이는 에너지를 만들고, B6은 신경전달물질을 생성하며, B12는 신경세포내의 핵산이나 단백질을 합성하는 기능을 한다.

2) 나이아신

• 당질과 지질의 대사에 불가결한 수용성 비타민
• 뇌신경의 기능을 원활히 하는 작용
• 혈류의 개선
• 성호르몬 및 인슐린 합성에 관여

나이아신 결핍증은 피부병인 펠라그라를 유발한다. 또 나이아신은 알코올과 숙취宿醉의 원인인 아세트알데히드를 분해하며 혈류를 원활히 하고 냉증과 두통 증상을 완화시킨다.

3) 비타민 E

• 과산화지질을 분해하여 세포막과 생체막을 활성산소로부터
  보호하고 심장질환과 뇌경색을 예방

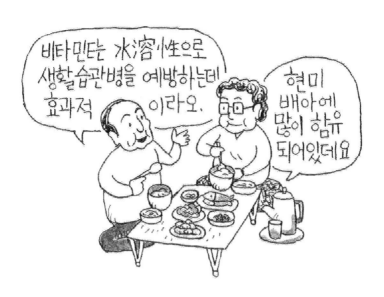

- 발암의 억제

- 적혈구막지질의 산화를 방지하여 용혈성빈혈을 예방

- 모세혈관의 혈류를 원활하게 함

- 산소의 이용효율을 높여 내구력을 증대

- 항체호르몬과 남성호르몬 등 생성분비와 관여해 생식기능
  을 유지

- 비타민 A, C와 셀레늄의 산화를 방지

- 충분한 비타민C가 있을 경우 항산화작용이 강화

- 간장과 지방조직, 심장, 근육, 혈액, 부신 등에 저장

수용성水溶性비타민으로 강력한 항산화작용이 있어 활성산소

제거능력이 뛰어나기 때문에 암이나 심근경색, 뇌졸중 등의 생활습관병을 예방하는데 효과적이다. 혈관확장제로서도 이용되어 치료효과를 나타내고 있다.

비타민E는 노화방지와 강장효과가 뛰어난 비타민으로 현미의 배아에 많이 함유되어 있다.

4) 활성산소 분해효소

체내에서 발생하는 활성산소를 분해하는 효소인 SOD는 과산화수소를 분해하며 카탈라아제와 글루타티온 옥시다아제가 함유되어 있다. 또 설상 래디칼이라고 불리는 하이드록실래디컬(Hydroxyl radical)을 97~98%까지 분해하는 힘이 있다.

• 활성산소(Oxygen free radical): 호흡과정에서 몸 속으로 들어간 산소가 산화 과정에 이용되면서 여러 대사과정에서 생성되어 생체조직을 공격하고 세포를 손상시키는 산화력이 강한 산소

• SOD(Superoxide dismutase): 초과산화이온(O^2)을 산소와 과산화수소로 바꿔 주는 불균등화 반응을 촉매하는 요소이다. 산소에 노출되는 거의 모든 세포에서 항산화방어기작을 하는 것으로 알려져 있다.

5) 글루칸

베타글루칸1,3과 베타글루칸 1,6, 알파 1,6 만난, 아라비녹실레

인의 면역조절물질이 함유되어 있고, 이들 유용성분들은 백혈구의 유해균과 이물질의 퇴치 능력을 강화함으로써 면역력을 증강시킨다.

6) 효모

단백질과 비타민류, 각종 효소가 풍부하다. 특히 비타민 B군의 하나인 비오틴(Biotin)을 다량 함유하고 있는데 비오틴은 대사, 면역이상을 정상화하는 기능성이 있다.

7) 유산균

장내 유익균으로서 정장작용을 한다. 장내 세균에 의하여 합성되는 비타민 B군이 대사나 면역에 중요한 역할을 하기 때문에 유익균이 증가하는 것은 중요하다. 유익균이 우점하면 유해균이 억제되어 장내 환경이 좋아져 질병을 예방한다.

8) 피틴산(IP6)

곡류와 콩류에 다량 함유되어 있고 인산과 결합한다.

신장에서의 산분비억제, 신결석, 허혈성 심장병 발병 억제, 혈중 콜레스테롤 수치 저하, 충치 억제 등의 효과가 있다.

피틴산은 이노시톨(I)과 당(탄수화물)에 인(P) 6개가 결합한 물질로서 세포의 생성에 중요한 역할을 하는 물질이다.

특히 피틴산은 강력한 항산화작용이 있어서 많이 섭취하면 우리 몸의 산화를 예방하며 중금속 등의 유해물질을 흡착, 배출함으로써 인체를 건강한 상태로 유지하는 작용을 한다.

몸 속으로 들어간 피틴산이 장으로 이동하면 인이 하나씩 잘라져 나간다. 그리고 인(P)이 전부 잘라져 나가면 이노시톨(I)만 남게 되는데 인(P)이 빠져 나간 자리에서 인체 내에 있는 유해 중금속을 흡착해 체외로 배출하는 것이다.

이 피틴산은 암세포 안에 들어가 암세포를 정상세포로 변환시키기도 한다. 암세포 안에 있는 유해물질을 부착해서 배출하기 때문이다.

최근의 연구에 의하면 생체 내에서 피틴산은 여러 가지 생리 활성 작용을 하는 것으로 밝혀지고 있다. 암의 예방과 지방간이

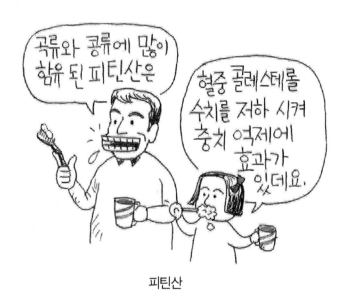

피틴산

나 동맥경화의 억제, 심장혈관병의 예방, 요로결석이나 신결석의 예방, 항산화 작용 등의 활성작용을 하는 것이다.

이노시톨과 피틴산이 조합된 물질이 면역 활성제보다 2배 이상 NK세포를 활성화시킨다는 연구가 미국 대학에서 발표되고 있다.

피틴산은 치구齒坵형성 예방과 구강口腔암, 간장암, 피부암, 대장암, 유방암, 혈액응고 등을 예방해 심근경색과 뇌졸중에 걸리지 않게 하며 설탕으로 인한 혈액지질이 생성되는 것을 억제해서 혈액을 맑게 한다.

피틴산은 특히 피부암을 강력하게 억제한다. 체취나 구취, 오줌냄새 등도 제거하며 알코올의 신속한 분해촉진 작용으로 급성 알코올 중독을 예방한다.

기본적으로 씨앗과 곡류에 존재하고 쌀의 미강에는 많게는 9.5%에서 14.5%가 함유되어 있으며 이노시톨은 약 2%가 함유되어있다. 피틴산은 피틴에서 칼슘과 마그네슘이 빠진 것이다.

피틴산(IP6)은 강력한 항암작용 효과로 인해 건강식품으로서 크게 각광 받고 있으며 미국에서는 기능성식품으로 만들어져 많이 팔리고 있다.

9) 이노시톨(Inositol)

수용성 비타민으로서 비타민 B군에 속하며 세포막을 구성하는 인지질의 중요한 성분으로서 특히 신경세포막에 다량 함유되어 있다.

이노시톨은 항지방간 비타민이라고도 하는데 지방의 흐름을 원활하게 함으로써 간에 지방이 쌓이지 않게 하고, 콜레스테롤의 흐름도 원활하게 해서 동맥경화를 예방하는데 기여한다.

성장촉진, 간기능 강화(지방간, 간경변 예방 및 치료효과), 노화방지 효과가 있다.

10) 훼룰라산(Ferula Acid)

훼룰라산은 식물의 세포벽을 형성하는 리그닌(Lignin)의 전구체前驅體이다.

리그닌: 목재, 대나무, 짚 속에 20~30% 존재하는 방향족 고분자 화합물. 세포를 서로 달라붙게 하는 구실을 하는데 이것이 축적되면 세포의 분열이 멈추고 단단한 조직으로 변하는데 바닐린(Vanillin)의 제조 원료이다.

훼룰라산에는 항산화작용 물질이 있어 SOD처럼 활성산소의 독성으로부터 생체를 방어하는 효소가 있는 것으로 보고되고 있다.

또, 자외선 흡수력이 강력해서 멜라닌 색소의 침착을 억제하기 때문에 미백효과가 뛰어나며 한편으로는 항균작용(황색포도구균에 대한 항균제)도 한다.

11) 풍부한 식이섬유

우리가 매일 섭취하는 음식물에 사용되고 있는 식품첨가물은 그 종류가 수십 가지에 이르며, 이 식품첨가물이야말로 체외로 신속히 배출되어야 하는 인체에 유해한 이물질이다.

현미에 다량 함유된 식이섬유인 셀룰로오스(Cellulose)와 헤미셀루로오스(Hemicellulose), 펙틴(Pectin) 등은 그 섬유질의 생리적 효용으로 소화기능을 증진하며 식품첨가물 등 이물질, 그리고 지방질이나 콜레스테롤 등의 유해물질의 배설을 촉진한다.

쌀의 세포벽에 존재하는 헤미셀룰로오스는 주로 아라비록실란(Arabinoxylane)과 자일로글루칸으로서 강력한 면역 강화작용이 있다. 수용성 물질로서 미강 100g에 약 3~5g 정도 존재한다

헤미셀루로오스: 식물 세포벽을 이루는 셀룰로스 섬유의 다당류 중 펙틴질을 없앤 세포벽에서 알칼리용액으로 추출하며 주성분은 자일란과 글루칸, 자일로글루칸, 글루코만난 등이다.

미강은 다이옥신의 배출에도 매우 뛰어난 힘을 발휘한다. 식이섬유소와 엽록소를 다량 함유한 녹황색 채소도 다이옥신 배출에 큰 효과가 있다.

다이옥신은 암이나 간의 장애를 일으키는 원인 물질로서 인체에 들어가면 지방조직에 축적되어 체외 배출이 어렵다.

12) 셀레늄(Se)

독성이 강한 원소로서 하루 섭취량은 250㎍이하가 권장량이

며 항산화작용과 항암작용이 뛰어난 물질이다.

인체 내에는 독성이 강한 활성산소를 제거하는 효소인 글루타티온 옥시다아제(Glutathione oxydase)등이 있는데, 이 효소의 생성에 필수적인 물질이 셀레늄이고 현미는 이 셀레늄을 다량 함유하고 있다.

13) 배아

배아는 쌀의 유전자 정보가 담긴 곳으로서 생명을 잉태하는 곳이다. 발아를 위한 비타민이 존재하며 활성산소를 제거하는 물질도 함유하고 있다.

14) GABA(아미노-Aminobutyric Acid)

현미 배아에 다량 함유되어 있으며 혈압과 혈당치, 혈중 콜레스테롤 수치, 중성지방 수치를 조절하는 작용을 한다. 신경전달물질로서 뇌 내에 존재하며 신경의 흥분을 억제하고 뇌세포를 활성화하는 작용이 있다.

현미가 발아하게 되면 GABA 양이 10배로 늘어난다. 이 GABA는 아미노산의 일종으로서 뇌의 혈류를 개선하고 산소공급량을 증가시키며 뇌졸중 후유증과 두통, 이명, 의욕저하 등 뇌의 대사를 개선하고 학습능력을 향상시키는 효과가 있다.

또 신장의 혈류를 증가시켜 신장기능을 활성화하고 불면증과 수면장애, 억울(抑鬱-가슴이 답답한 증상)에 효과가 있다. 또 간장 혈류를 증가시켜 신장기능을 활성화시키고 중성지방을 줄이며 장내의 암모니아를 분해한다.

15) 감마 오리자놀 (Oryzanol)

현미 기름에 함유된 성분으로 자율신경과 생식기능의 약화를 개선하고 말초신경과 피부의 혈류를 원활히 하는 효과가 있다.

체내에 흡수되면 주로 신경계에 들어가서 콜레스테롤 흡수나 과산화지질의 생성을 억제하기 때문에 고지혈증과 수술 후의 신경증 개선에 이용하고 있다.

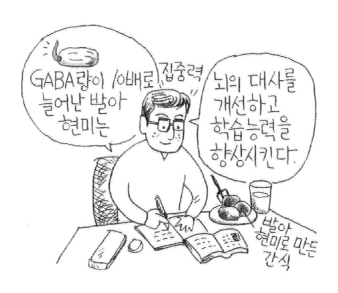

16) 핵산

핵산은 생물이 스스로 합성하는 것으로서 RNA(리보핵산) DNA(데옥시리보핵산)가 있다. 세포질이나 핵에 존재하며 단백질을 합성하기도 한다.

또 핵산에는 대사활성 조절과 단백질합성 설계도를 가지고 있는 것도 있으며 장내 유익균의 기능처럼 면역력을 높이고 자연치유력을 높여준다.

항생물질과 화학약품, 방사능 등은 핵산의 기능성을 떨어뜨리며 노화 역시 인체 내에서의 합성 능력을 저하시킨다.

지금까지 열거한 바와 같이 현미는 5대 영양소인 당질과 단백질, 지질, 비타민, 미네랄은 물론, 식이섬유, 엽록소, 피틴산 및 파이토 케미칼 등 많은 유효성분이 함유되어 있는 획기적 식품이다.

이런 현미에 강력한 종균을 접종시켜 발효시킨 현미곡류 효소는 그 영양과 기능이 몇 배나 증대된 최고의 기능성식품이다.

• 파이토케미컬(phytochemical): 식물 속에 들어 있는 화학물질로 식물 자체에서는 경쟁식물의 생장을 방해하거나, 각종 미생물과 해충 등으로부터 자신의 몸을 보호하는 역할 등을 한다.

Part 7

효소로 질병을 고친다

1
세포가 건강해야
병에 걸리지 않는다

고혈압 환자에게 혈압강하제를 처방하는 것은 근본적인 치유방법이 되지 못한다. 당뇨환자에게 혈당강하제(인슐린)를 처방하는 것 역시 근본 치유가 아니다.

혈압강하제는 혈압을 내리게 하는 약이지 치료약이 아니라는 것은 주지의 사실이다. 혈당강하제 또한 혈당을 내리는 작용을 하지만 당뇨병을 치료하는 약은 아니라서 죽을 때까지 혈당강하제를 먹고 또 인슐린 주사를 맞아야 하는 것이다.

이처럼 약으로 치유되지 않고, 치유할 수 없는 모든 만성병은 잘못된 생활습관에서 오는 병이다.

이에 비해 급성질환은 약으로 치유가 가능하다. 즉 폐렴이나 결핵, 인플루엔자, 또는 O-157같은 병은 세균이 원인인 병으로서 이런 병은 항생물질로 치유가 가능한 것이다.

이것은 약으로 세균을 죽이면 되기 때문에 간단하다. 페니실린이나 스트렙토마이신 같은 항생물질이 여기에 해당된다.

그러나 고혈압이나 당뇨병을 일으키는 세균은 없다. 식습관이 나쁘고 생활습관이 잘못되어 생긴 퇴행성 질환이기 때문이다.

고혈압은 심부전과 신부전, 심근경색, 뇌경색 등의 합병증을 유발하고, 당뇨병은 암이나 심근경색, 뇌경색 등의 합병증을 불러온다.

요즘은 3명에 1명꼴로 자기 몸의 건강에 이상을 느끼는 시대라고 해도 과언이 아니다.

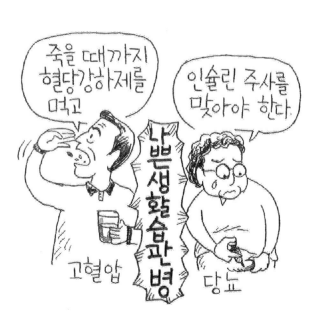

그런데 이처럼 몸에 이상이 나타나는 것은 결코 나쁜 징조가 아니다. 몸이 스스로 이상이 있으니 고치라고 보내는 신호이기 때문이다.

건강한 사람은 세포 하나하나가 건강하고, 아픈 사람은 병든 부위의 세포들이 병들어 있다. 우리 피부의 때는 죽은 세포가 벗겨져 나오는 것이다. 이 때가 벗겨져 나가면 그 밑에서 새로운 세포가 돋아난다.

이것이 신진대사이며 세포의 신진대사는 영양소와 산소의 작용에 의해 이뤄진다. 인체 모든 장기의 세포도 이와 같으며 산소와 영양이 완전하게 세포에 공급되면 좋은 세포가 만들어지는 것이다.

2
혈액의 질을 좌우하는 효소

건강한 혈액이면 암도 에이즈도 무섭지 않다.

건강한 사람과 암에 걸린 사람의 혈액에 각각 암세포를 넣으면 건강한 사람 혈액에서는 암세포가 점점 사라지고 암환자의 혈액에서는 암세포가 계속 증가한다. 건강한 혈액에는 건강한 세포를 키우는 물질이 많이 있기 때문이다.

그 중 하나가 역전사효소로서 이 효소에는 암세포를 정상세포로 만드는 물질이 풍부하게 들어있다. 그런데 암환자 혈액에는 이것이 없다. 그래서 한 번 암세포가 발생하면 계속 증식하는 것이다.

당뇨병 환자의 피는 끈적끈적해서 모세혈관을 통과하지 못한다.

그래서 당뇨가 중증이 되면 손발이 썩는다. 영양소와 산소가 세포에 공급되지 않아 새로운 세포가 돋아날 수 없기 때문이다.

당뇨에 걸리면 심장에서 가장 먼 곳에 있는 발끝부터 썩는 것이 바로 이 때문이다.

신장이 약해지면 레닌이라는 효소가 분비되면서 말초혈관을 딱딱하게 만들어 피가 흘러가지 못하게 된다. 여기서 더 진행되면 안지오텐신이라는 호르몬이 만들어져 혈압을 상승시킨다.

사람의 손발이 찬 것도 어혈 때문이다. 그리고 어혈이 뇌에 정체하면 뇌경색, 심근에 쌓이면 심근경색이 된다.

건강하게 살기 위해서는 튼튼한 세포를 만드는 식사를 하고, 어혈을 정화하기 위해 적정한 운동을 해야 한다.

그리고 뇌(뇌하수체)에서 나오는 호르몬 분비를 활발하게 하기 위해서 마음을 평온하게 유지하고 스트레스에 영향을 받지 않는 것이 중요하다.

질병을 유발하는 무서운 어혈은 음식물로 충분히 예방할 수 있다.

혈액도 세포이며 이 혈액을 포함해 인체 내 모든 세포의 오염을 제거하는 식품을 '스카벤져효과'가 높은 식품이라고 한다.

우리 몸 속에서 소화되고 남은 음식물의 잔류물과 음식물에 포함된 독소는 인체 내의 자가 면역체계에 의해 제거된다.

이 일을 하는 것이 '포식자 효소'라고 불리는 스카벤져 효소로서 잔류물과 독소를 분해해서 배출하는 역할을 하는 것이다.

이 스카벤져 효소가 많이 함유된 식품을 줄여서 'SV식품'이라고 부르고 있는데, 사람들이 운동 전후에 즐겨 마시는 스포츠

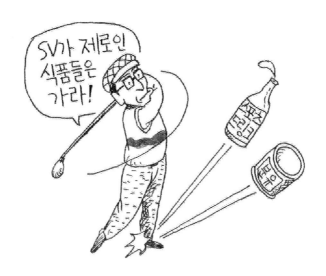

드링크나 아이들의 분유에는 이 SV가 전혀 없다. 그야말로 'SV가'가 제로인 것이다.

스포츠드링크는 활성산소를 가장 많이 유발하는 음료로서 피를 오염시킨다. 그리고 분유 역시 활성산소를 유발한다.

SV가는 50 이상이면 그럭저럭 좋은 편에 속하고 100이 가장 좋다.

스포츠드링크나 분유처럼 열처리나 화학처리가 된 식품은 활성산소를 분해하는 능력이 없다. 그 속에 효소가 존재하지 않기 때문이다.

모유의 경우도 건강한 어머니와 건강하지 않은 어머니의 모유는 SV가에 큰 차이가 있다. 어머니가 섭취한 음식물이 나쁘면 모유도 당연히 나쁘다.

3
아이들 질병의 원인이 되는
효소부족

페록시다아제라는 효소는 타액 속에 존재하는데, 타액의 SV는 100으로 매우 높다.

당뇨병 환자는 목이 쉬 마른다. 타액이 안 나오기 때문이다. 타액이 안 나오면 입안에서 이물질이 걸러지지 않고 곧바로 몸속으로 유입된다.

예컨대 발암물질도 타액과 섞이면 상당량이 분해되는데, 침이 나오지 않으면 필터링이 되지 않은 채 위로 내려간다. 그래서 당뇨환자의 사인가운데 암이 제일 많은 것이다.

요즘 어린아이들은 침을 잘 흘리지 않는다. 턱받이를 하는 어린아이를 찾아보기가 힘들다. 그래서 많은 아이가 아토피로 고생하고 또 천식이나 비염 등 알레르기성 질환을 앓고 있는 것이다.

그런데 요즘 아이들은 태어나서부터 타액이 안 나오는 체질로

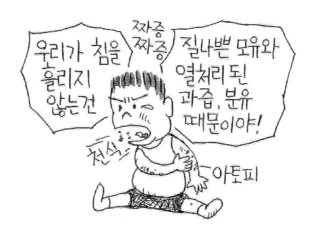

변해 있다. 모유의 질이 나쁜데다가 열처리된 과즙이나 열처리된 분유 등 효소가 함유되지 않은, 즉 SV가 제로인 음식을 먹으니 침이 안 나올 수밖에 없다.

이렇듯 타액이 안 나오면 소화불량이 되고, 몸 속에 대사도 불량하게 된다. 이러니 아이들은 시도 때도 없이 짜증만 부린다.

실제로 높은 효소 수치를 유지하고 있는 아이들은 생활 에너지 수치도 높다.

요즘 어린 아이들의 대부분이 받고 있는 이유 없는 스트레스는 효소부족에 기인한다고 해도 과언이 아니다. 그 결과 아이들마다 머리털이 서 있고 이런 아이들일수록 몇 달이 지나면 아토피와 천식이 찾아오는 것이다.

중이염을 앓고 있는 어린아이들도 최근에는 증가하고 있다.

중이염은 과거에는 노인병이었고, 나이 들어 신장이 나빠져서 발병하는 것으로 알려져 있었다. 그런데 요즘은 아이들에게도 이 병이 발생하고 있다. 다시 말해 신장이 나쁜 아이들이 늘어나고 있는 것이다.

생후 3~4개월 된 어린아이들이 중이염에 걸리고, 거기다 침도 안 나오고, 머리털은 서있고, 그러면서도 단 음식물을 입에 달고 있으니 당뇨병과 다를 바 없다.

그런가 하면 알츠하이머병도 인슐린이 과잉 분비되는 것으로 이것 역시 당뇨병과 같다.

또 혈당치가 높은 산모에게서 태어난 아이는 당뇨병에 걸리기 쉽다. 혈당치가 높은 산모의 자궁은 설탕물과 같은데, 태아가 그 물을 먹고 자란 것과 다르지 않기 때문이다.

이렇게 다시 태어난 아이는 몸무게가 4~5킬로그램 정도로 크지만 실하지 못하고 허하다. 이 모든 현상이 효소의 부족에서 온다는 사실을 아는 사람은 많지 않다.

4
건강에 좋은 소식, 그리고 효소가 높은 음식물

채소의 경우 시간이 경과해 산화하면 효소가 떨어진다. 채소도 신선할 때 섭취해야 좋은 것이다.

그리고 과일은 식전 30분 이내, 식후 60분 이내는 먹지 않는 것이 좋다. 과일이 소화되지 않은 상태에서 위에 머무는 동안 산화하기 때문이다.

과일은 보통 30분이면 소화가 이뤄진다. 따라서 식전 30분 이전에 먼저 먹든지 식사 후 60분 이후에 먹는 것이 좋다. 식후 60분 동안 위는 음식물로 차있어서 이때 과일이 들어가면 음식물과 섞여 산화하기 때문이다.

음식은 가능한 한 효소가 큰 음식물 즉 효소함량이 많은 음식물을 먹어야 한다. 즉 신선하고 부패하지 않은 음식, 썩지 않는 음식물이 그것이다. 육류와 생선, 우유는 금방 변질하고 부패한

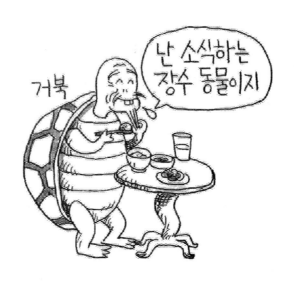

난 소식하는 장수 동물이지

거북

다. 효소가 낮기 때문이다.

썩지 않는 식품으로는 현미와 깨, 콩과 같은 곡류가 있다. 연근과 우엉, 근채류, 신선한 채소, 해조류도 잘 썩지 않는다.

가장 바람직한 섭생법은 소식을 하면서 효가가 높은 음식물을 먹는 것이다. 특히 소식을 하면 몸 안에 저장되어 있는 효소의 소모를 줄일 수 있기 때문에 몸이 절로 건강해진다.

따라서 우리 사람들도 결국 효소가 높은 음식물, 즉, 효소가 많은 음식물을 먹어야 한다. 신선한 채소와 발효식품이 바로 그런 음식이다.

특히 발효식품은 활성산소를 분해해서 제거하는 능력이 탁월한데 된장과 건강, 청국장 등이 이런 좋은 음식물이다.

영양제 중에는 이로움을 주기보다는 인체에 해가 되는 활성산소를 생성하는 것들이 많다. 잘못된 건강식품은 활성산소를 만들 어냄으로써 근육경련과 심근경색, 신부전 등의 질병을 유발하게 된다.

약도 마찬가지이다. 일정한 허용범위를 넘어서면 부작용을 야 기하고 활성산소를 발생시켜 질병을 일으키게 된다.

세계에는 100세 이상의 장수자가 많이 생존하고 있는 장수촌 이 있는데, 이 장수촌에는 공통점이 있다. 그것은 모두 전통적인 식품을 많이 섭취하며, 신선한 야채와 풍부한 과일을 생식한다는 것이다.

5
알레르기는 큰 병을 예고하는
경고신호

많은 사람들이 특히 알레르기를 가볍게 생각하는 경향이 있는데, 이것은 잘못된 생각이다. 왜냐하면 혈액이 산성화해서 몸이 알레르기 체질이 되면 코나 눈의 점막을 녹이는 호산구가 증가하기 때문이다.

호산구가 점막을 녹여 점막이 얇아지면 꽃가루 등 이물질이 쉽게 몸 안으로 침입하게 되는 것이다.

꽃가루가 들어오면 백혈구는 꽃가루의 퇴치를 위해서 히스타민이라는 물질을 배출해서 공격하게 된다.

벌레에 쏘였을 때 쏘인 부위가 붉게 되는 것은 히스타민이 분비되었기 때문이다. 벌레 물린 약에는 그래서 항히스타민제가 들어있다. 마찬가지로 아토피성 피부염, 화분증의 눈약 등에도 이 항히스타민제가 들어있다.

그리고 알레르기성 질환 환자는 아토피성피부염, 비염, 중이염, 간염, 신장염, 방광염에 취약하다.

비염이나 화분증, 천식과 같은 알레르기 질병을 치료하지 않고 20~30년이 지나면 어느 날, 이 비염과 화분증, 천식이 멈추는 대신 갑자기 수개월 후에 말기암이 나타나는 경우가 있다.

물질은 타면 산화하는데 사람에게 산화는 노화를 의미한다. 알레르기를 가진 사람은 노화가 빠르다. 암에게 보다 가까이 다가갔다는 의미도 되는 것이다.

화산에 비유하면 화산이 분화하고 있는 상태가 알레르기이며 분화가 식어서 마그마가 굳은 것이 암이라고 할 수 있다.

알레르기는 몸 안에 침입하는 이물질을 들어오지 못하게 저항하는 방파제 같은 것으로 그 자체는 원래 병이 아니다. 병이 되

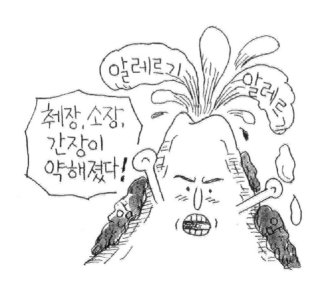

기 조금 전의 상태라고 할 수 있으며 췌장과 소장과 간장이 약해져 있으니 빨리 고치라는 몸의 외침인 것이다.

그러므로 알레르기는 큰 병이 되기 전에 빨리 고쳐달라고 우리 몸이 보내는 경고신호인 셈이다.

그런데 이 같은 알레르기에 항히스타민제, 항알레르기제를 사용하는 것은 증상을 가볍게 하거나 일시적으로 봉합해 놓은 것에 불과하다.

제대로 완치 시키는 방법은 점막을 강하게 하면 된다. 이를 위해서는 우선 혈액을 알칼리성으로 바꿔줘야 한다. 즉 알칼리성 음식물을 섭취해야 하는 것이다.

또한 점막을 강하게 하기 위해서는 파로틴이라는 호르몬이 필요하다. 음식물을 잘 씹어 먹으면, 타액의 분비가 좋아지고 파로틴도 충분히 배출되니 꼭꼭 잘 씹어 먹는 것이 매우 중요하다.

화분증(꽃가루 알레르기)에 가장 좋은 음식은 매실과 미역이다. 미역과 매실은 강한 알칼리성 음식으로 혈액과 체액을 약알칼리성으로 유지시켜 질병에 강한 체질을 만드는 것이다.

그리고 약알칼리식품으로 현미가 있다. 현미발효 식품을 충분히 섭취하면서 미역과 매실을 적당히 먹고, 또 단맛의 음식물을 멀리 하면 알레르기성 질환인 비염, 화분증 등이 달아난다.

설탕은 백혈구의 면역력을 저하시킨다. 즉 설탕은 씹어 먹지 않기 때문에 타액의 분비가 잘 되지 않고 그 결과 장의 점막이 약해져 바이러스의 체내 침입이 용이하게 된다.

6
우리 몸을 해치는 설탕과 화학첨가물

자율신경 실조증이라는 병은 신경이 정상적으로 작동하지 않는 상태를 말한다. 장기가 정상적으로 작동하지 않으면 당뇨와 심근경색, 고혈압 등의 질환이 발생한다.

또 성격이 포악하거나 선악의 판단이 잘 안 되는 것은 간뇌의 기능에 이상이 있기 때문이다.

식품첨가물과 화학조미료, 산화한 기름, 정제된 흰 설탕 등은 간뇌에 이상을 가져오는 원인을 제공한다. 이런 식품을 많이 섭취하면 코카인이나 헤로인과 같은 반응이 일어나는 것이다.

치매에 걸리지 않기 위해서는 간뇌에 좋은 것을 섭취하되 티로신이라는 아미노산을 섭취하는 것이 좋다.

티로신이 많은 음식물은 말벌의 유충으로 알려져 있는데 메뚜

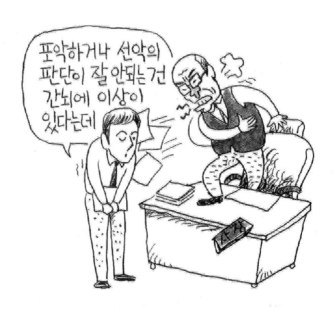

기와 정어리, 잡어 등 작은 물고기에도 많이 들어있다.

식품성으로는 죽순과 탕엽(두유)을 끓였을 때 그 표면에 생긴 엷은 막을 걷어서 말린 식품, 청국장인 대두를 국균으로 발효시킨 것이 좋다.

숙성된 청국장에서 나오는 흰색 좁쌀 같은 것이 바로 티로신이다. 그리고 된장도 숙성된 것이 좋다.

과일의 경우는 오래 숙성되는 것이 아니라 썩어간다. 그래서 과일은 신선할 때 먹어야 한다. 숙성하는 것은 발효 식품이고 다른 경우는 숙성이 아니고 노화해 가는 것이다.

●스트레스는 노화의 주범이다.

　괴롭거나 슬프거나, 싫은 일을 해야 하거나 화가 나거나 하면 아드레날린이라는 호르몬이 분비된다. 이 아드레날린이 분비되면 혈당치가 올라가게 되며 설탕을 먹었을 때와 마찬가지로 백혈구의 활동이 저하된다.

　이렇게 되면 신체의 저항력이 약해지고, 질병이 발생한다. 일본대학 약리학박사인 다무라 교수의 발표에 의하면 건강한 사람의 백혈구 하나는 평균 14마리 균을 제거한다고 한다.

　하지만 도넛을 한 개 먹으면 이 백혈구의 균을 제거하는 식균능력은 10마리로 떨어지고, 아이스크림 쉐이크를 추가로 먹으면 2마리, 탄산음료를 마시면 제로 수준으로 떨어지게 된다는 것이다.

　탄산음료 한 병에 약 30g의 설탕이 함유되어 있다.

　그런데 백혈구의 식균능력이 급격히 떨어지면 이를 개선하기 위해 우리 몸은 세포와 뼈 속에 비축된 영양분을 혈액 속으로 보내서 백혈구의 식균 능력을 향상시키게 된다.

　도넛이나 탄산음료 대신에 웃음이 건강에 좋다.

　웃음은 백혈구의 식균능력을 강화시킨다. 웃으면 엔도르핀이라는 호르몬이 분비되는데 이 엔도르핀은 아포토시스(세포 소멸, 즉 세포가 자신이 지닌 프로그램을 작동시켜 자살하는 현상)라는 현상을 유발한다.

아포토시스란 쉽게 말해 암세포가 자살하는 것이라고 할 수 있다. 따라서 밝고, 올바르고, 항상 웃는 생활을 유지하면 건강한 삶을 누릴 수 있다.

7
동물성 기름이 우리 몸에
해로운 이유

동물성 기름이 우리 몸 안에 들어와
식으면 굳어 버린다.

동물들의 체온은 38도에서 42도인데 비해 인체의 체온은 36도
이다. 따라서 동물성 기름은 동물보다 낮은 체온인 인체 내에 들
어오면 굳어 버리게 되는 것이다.

게다가 이 동물성 기름은 완전히 분해될 때까지 약 20시간이
라는 긴 시간이 소요된다.

동물성 기름을 섭취할 때면 생선은 섭취하지 않는 것이 좋다.
생선과 함께 섭취하게 되면 체내 효소의 소모가 너무 크기 때문
이다. 즉 분해, 흡수에 무리가 가중된다.

식물성 기름도 과잉섭취는 좋지 않다. 어떤 기름도 몸에 좋은
기름이란 없다. 췌장에 부담을 주기 때문이다. 췌장액과 담즙산

이 없으면 기름은 분해되지 않는다.

특히 리놀산은 산화되기 쉬우므로 조심해야 한다. 리놀산이 산화하면 염증을 일으키기 때문이다.

리놀산이 많이 함유된 기름으로는 홍화기름, 옥수수기름, 해바라기기름, 대두기름 등이 있으며, 알레르기환자와 류머티즘, 암환자는 이 리놀산 기름이 특히 좋지 않다.

그리고 버터보다 마가린이 더 좋지 않다. 버터는 동물성 포화지방산인데 비해 마가린은 액체 상태인 식물성 불포화지방산에 수소를 첨가해서 고체화시킨 것이다.

따라서 마가린이 체내에 들어가면 트랜스지방이 돼 동물성지방 보다 더 나빠지는 것이다. 이런 마가린을 먹인 쥐는 유방암의 발병률이 높아지며 버터는 동맥경화를 일으킨다.

빵에 마가린이나 딸기잼, 커피에 설탕, 우유 이런 식사를 하면 알레르기는 치유가 잘 되지 않는다.

'염' 자가 붙은 질병을 가진 사람은 설탕과 마가린을 조심해야 한다. 즉 아토피성 피부염, 결막염, 중이염, 식도염, 기관지염, 신염, 간염, 방광염 등이 그것이다.

8
체내환경을 건강하게 만드는 방법

인체의 환경 체질을 결정짓는 것은 환경액이다. 이 환경액이란 혈액과 체액을 말한다.

예를 들어 사람이 피부에 화상을 입으면 물주머니가 생기는데 이것을 바늘로 찌르면 반투명 액체가 나온다. 이것이 체액이다.

우리가 먹은 음식은 위장에서 소화된 후 영양소가 되어 혈액 속으로 들어가며 이 영양소는 체액으로 이동하고 또 체액에서 다시 세포로 이동한다.

그런데 이 체액 환경, 다시 말해 혈액환경은 수소이온 농도가 pH 7.3~7.4인 약알칼리성이라야 하는 것이다.

철이 산화하면 녹슬게 되듯이 사람의 몸도 산화하면 노화한다. 중금속과 농약, 화학약품은 사람의 몸을 산화시키는 물질이다. 자외선도 지나치게 많이 쪼이면 몸을 산화시켜서 노화가 진행된다.

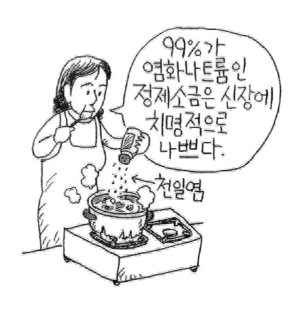

체내환경을 좋게 만들기 위해서 반드시 좋은 소금을 섭취해야한다. 정제된 흰소금은 절대 안 된다. 정제소금은 99%가 염화나트륨이며 이것은 신장에 치명적으로 나쁘다.

나트륨은 신장에 쌓여 신장의 기능을 저하시킨다. 따라서 정제염을 계속 먹는 한 혈액환경은 좋아지지 않는다.

이 때문에 우리는 반드시 천연소금인 천일염을 먹어야 한다.

천연소금에는 70종류의 미네랄과 미량영양소가 들어있다. 그래서 몸에 좋으며 우리 몸을 알칼리성으로 유지할 수 있도록 돕는다. 정제소금은 짜기만 할 뿐 화학조미료와 같다.

정제된 소금과 함께 글루타민산나트륨과 인산나트륨, 아초산나트륨 등 3대 나트륨 섭취를 중단해야 한다.

글루타민산나트륨을 과잉섭취하면 관절에 쌓이게 된다. 특히 공복에 먹으면 좋지 않으며 공복에 3g이상을 섭취하면 어지럼증이 온다. 이것이 관절염을 일으키고 신장을 딱딱하게 만들어 혈압이 올라가게 된다.

인산나트륨은 청량음료수와 인스턴트 도시락, 컵 라면, 인스턴트 라면에 들어 있다.

우리 뇌에는 아세틸콜린이라는 신경전달물질이 있는데 인산나트륨을 섭취하면 이것이 흘러나와 버린다. 이렇게 되면 신경전달이 잘 안 되며 파킨슨병의 원인이 되기도 한다.

인스턴트 음식에 인산나트륨을 넣으면 누구나 좋아하는 맛이 되지만 이 물질은 신장에 부담을 주고 몸을 쉬 피로하게 만든다.

또 어린이가 인산나트륨을 과잉섭취하면 행동과인이 된다. 즉 사나워지는 것이다.

이를 HDL(Hyper Learning Disability)이라고 하는데 비행청소년, HDL증후군은 이 인산나트륨이 원인인 경우가 많다. 햄과 소시지, 통조림에도 이 인산, 글루타민산나트륨이 들어 있다.

제일 나쁜 나트륨은 아초산나트륨이다. 이것은 색소를 내는 첨가물로서 고기류의 식품에 첨가하면 고기가 언제까지나 붉은색을 유지한다.

햄과 소시지, 명란젓, 연어 알에 들어 있는데 아초산나트륨의 치사량은 0.18g으로 이는 청산가리의 독성과 유사한 수준이다.

아초산나트륨은 위암의 원인이 될 뿐 아니라 식품첨가물 중에서 유전자 손상을 가장 크게 일으키는 물질이다.

그리고 또 나쁜 첨가물로서는 타르계통의 색소가 있다. 식품과 화장품에 사용되고 있는데 타르색소를 첨가한 화장품은 입술암과 피부암의 원인이 된다.

9
농약과 중금속을 제거하는
효소와 피틴산

채소나 과일, 곡류에 묻은 농약은 몸속의 효소로 어느 정도 제거 된다. 효소가 풍부한 건강한 타액은 농약의 7~9할을 분해하며 현미발효 식품도 동일한 효과를 나타낸다.

농약을 사용해 재배된 대두를 발효시켜서 청국장을 만들면 농약성분이 사라진다. 마찬가지로 된장을 담가도 사라지는데 이는 국균이 농약을 제거해 주기 때문이다.

그런데 전혀 제거되지 않는 것이 중금속이고 자동차가 내뿜는 배기가스 속에서 중금속이 많이 함유돼 있다.

다이옥신의 경우, 체내에 들어와 그 양이 반으로 줄어들 때까지 소요되는 기간은 10년이다.

하지만 학자들에 따르면 현미발효 식품을 매일 먹을 경우 이

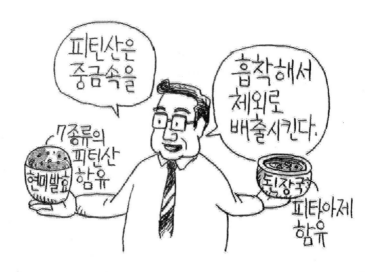

기간이 1년으로 줄어든다는 것이다.

또 수은은 미나마따 병을 일으키고 카드뮴은 이따이이따이 병을 유발하는데 이 같은 중금속을 제거하는 물질이 앞서 얘기했듯이 피틴산(IP6)이다. 이 피틴산은 중금속을 흡착해서 체외로 배출시킨다.

피틴산은 현미에만 있고 백미에는 없는 경이의 물질로서 암세포를 정상세포로 되돌려주는 역할을 한다.

현미발효 식품에는 모두 7종류의 피틴산이 전부 함유되어 있다. 뿐만 아니라 이에 더해서 효소와 엽록소, 식이섬유가 들어있어서 항암효과가 높다.

피틴산의 IP6에서 P를 잘라내는 효소가 피타아제인데 된장에는 피타아제가 함유되어 있기 때문에 현미에 된장을 함께 먹으면 좋다.

2차 세계대전 당시 실제로 있었던 얘기다. 일본 나가사끼에 원자 폭탄이 투하되었을 때 그 투하지점에서 1.8킬로 떨어진 곳에 우라까미라는 병원이 있었다.

그런데 이 병원의 의사였던 아끼야마 선생은 평소 자신의 지병을 현미밥과 미역된장국만으로 치유한 사람이었다.

원자탄에 피폭되자 아끼야마 선생은 병원에 근무하던 모든 사람들에게 앞으로 당분간 무조건 현미와 미역된장국만을 먹도록 지시했다.

그 결과 이 지시를 따른 병원 종사자들은 한 사람도 피폭증세가 나타나지 않았다고 한다.

피틴산은 철과 칼슘을 배출하기 때문에 빈혈과 골감소증을 유발한다고 주장하는 영양사와 의사들도 있다.

그러나 미국 메릴랜드 대학의 샴스딘 교수팀의 연구에 의하면 피틴산은 인체가 필요로하는 성분은 절대 배출하지 않는다고 한다. 우리 몸이 건강하기 위해서는 물과 소금, 현미 이 3가지를 올바로 섭취해서 체내환경, 즉 혈액환경을 좋게 유지해 줘야 한다.

특히 현미에 든 성분은 일종의 센서와 같이 작동해서 우리 몸이 산성으로 기울면 알칼리 쪽으로, 알칼리 쪽으로 너무 기울면 산성 쪽으로 작용해서 우리 몸을 pH7.3~7.4의 약 알칼리 성으로 유지시켜주는 기능이 있다.

규수대학의 나가야마 교수는 다이옥신의 제거에 가장 강력한 식품으로 첫째 현미, 둘째 엽록소, 셋째는 대두나 옥수수, 연근, 우엉 등의 식이 섬유소가 많은 식품을 꼽았다.

그런데 현미는 소화가 잘 안 되는 결함이 있는 반면, 현미발효 효소는 아기라도 소화를 잘 시킬 수 있다.

우유를 마시면 설사하는 사람도 요구르트는 마실 수 있다. 또 대두를 그대로 먹으면 소화되지 않고 배출되지만 발효를 시켜서 청국장이나 된장으로 만들면 소화가 잘 되는 것과 같은 이치이다.

발효식품의 해독과 분해 , 배석, 흡수작용은 그 발효식품 안에 있는 효소의 작용 때문에 가능하다.

몸이 안 좋을 때나 췌장이 약해졌을 때, 산화한 기름을 섭취했을 때 두드러기가 나타나는 것 역시 기름을 분해하지 못해 그런 것으로 효소의 부족이 원인이다.

식사는 그래서 타액을 충분히 분비할 수 있도록 천천히 씹어서 먹고, 음식물도 발효식품을 많이 섭취해야 한다.

그리고 식사 후에 현미발효 효소를 섭취하면 위 속에서 먹은 음식물과 혼합되어 해독 분해를 촉진하게 되고, 활성산소도 제거된다. 또한 농약과 식품첨가물, 발암물질도 분해해서 배출하는 것이다.

우리가 건강한 몸을 유지하기 위해서는 주식과 부식의 비율을 5 : 5로 하고, 식물성 식품과 동물성 식품 비율을 9 : 1 또는 8 : 2로 하는 것이 가장 이상적이다.

채소는 잎과 뿌리, 줄기, 생선은 멸치처럼 머리부터 꼬리까지 다 먹는 전체식이 좋다.

그리고 채소는 계절마다 그때그때 수확되는 신선한 것을 섭취하되 흑, 백, 적, 황, 녹 등 5색의 채소 모두를 섭취하도록 한다.

이와 같은 채식 위주의 식단과 현미식은 우리의 몸을 약 알칼리성으로 유지시켜 준다.

현미와 현미발효 효소, 채소와 과일, 좋은 소금, 좋은 물의 올바른 섭취야말로 체내환경을 좋게 유지하고 농약과 중금속의 위험으로부터 우리 몸을 지키는 길이라는 것을 잊지 말자.

10
아토피는 왜 생기는가

우리 피부 밑에는 수많은 모세혈관이 있다. 잘 분해되고 소화된 음식물은 영양소로 변해 혈액을 타고 세포에 필요한 포도당과 아미노산을 공급한다.

이때 정상적으로 잘 분해, 소화, 해독된 것은 이물질이 아니지만 그렇지 않은 것은 우리 인체가 이물질로 인식하게 된다.

알레르기는 인체 내의 효소가 부족한 상태에서 이런 이물질이 침입해오면 효소가 미처 대응을 하지 못하기 때문에 생겨나는 것이다.

이물질이 들어오면 백혈구는 항체를 만들어 히스타민을 방출하는데 이 히스타민은 무릎 뒤와 팔꿈치 뒤, 손가락 관절, 겨드랑이 밑 등 굽은 부위와 움직이지 않는 부위, 얼굴 등에 쌓이게 된다.

이렇게 히스타민이 많이 쌓이면 모세혈관의 혈관 벽을 녹이게

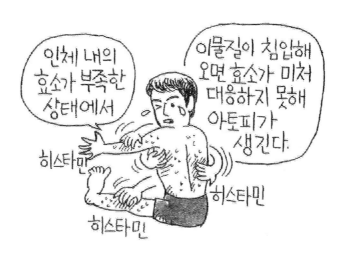

되고 혈관벽이 녹은 자리는 붉은 염증이 발생한다. 이것이 아토피성 피부염증인 것이다.

그런데 여기에 항히스타민제를 바르면 히스타민은 혈관을 타고 이동해 다른 곳에서 나타난다. 즉 귀에 나타나면 중이염, 기관지에 나타나면 천식이 되는 것이다.

이 증상을 다시 약으로 억제하고자 하면 전신의 점막이 얇아지게 되며 꽃가루와 같은 큰 이물질도 체내에 침입하게 돼 상태는 더욱 악화될 수밖에 없다.

아토피성 피부염과 천식, 그리고 화분증이 순차적으로 발병하면서 15년에서 18년이 경과하면 그 다음에는 당뇨병과 고혈압 등의 만성병이 발병하게 된다.

모기가 피를 빨 때 흐르는 피는 빨 수가 없다. 그래서 피를 굳

히기 위해 폼산(개미산 이라고도 함)을 방출해 먼저 굳힌다. 그리고 천천히 피를 빼는 것이다.

모기가 폼산을 방출해서 어느 부위가 굳게 되면 백혈구는 이를 이물질로 인식하게 되며 이 이물질을 녹이기 위해 히스타민을 공급해서 녹인다. 이렇게 되면 그 녹인 부위가 붉은 염증으로 나타나는 것이다.

이 상태에서 약을 바르면 덜 분해된 이물질의 잔류물은 약을 바르지 않은 부위로 이동하게 된다. 그러면 이동한 그 자리에 다시 백혈구의 공격이 시작되면서 그 자리가 또 붉게 염증으로 나타나는 것이다.

따라서 항히스타민제는 치료약이 될 수 없으며 가려움증을 잠시 억제할 뿐, 결국 백혈구가 이물질을 전부 분해할 때까지 기다리는 수밖에 없는 것이다.

설탕이나 유당도 마찬가지이다.

비타민 B군이 부족하거나 몸에 효소가 부족한 상태에서 설탕이나 유당을 섭취하게 되면 이를 미처 인체 내에서 처리하지 못하기 때문에 인체에 해로운 폼산이 생성된다.

아이들이 설탕이 다량 함유된 청량음료나 과자를 많이 먹어도 해로운 폼산이 생성된다. 불량음료나 과자를 먹지 말아야 하는 이유인 것이다.

알레르기는 당뇨병의 전주곡이다. 우리 인체 내 장기 중에서 효소를 가장 많이 생성하는 곳은 췌장인데 이 췌장이 약해지면 당뇨가 온다.

즉 알레르기에 걸렸다는 것은 췌장이 약해졌다는 것이며 췌장이 약해지면 당연히 당뇨병이 찾아오는 것이다. 그러나 현미발효 효소에는 비타민 B군과 인체에 필요한 모든 효소가 고루 함유되어 있어서 당뇨를 예방해 준다.

모든 항생물질은 효소 차단제이다. 항생물질은 세균을 둘러싸서 효소를 차단해 균을 죽인다. 그래서 항생물질을 복용하면 효소부족으로 소화불량이 되고 설사를 하기도 하는 것이다.

따라서 항생물질 잔류도가 높은 음식을 섭취하는 것은 좋지 않다. 항생제를 먹인 소와 닭, 돼지고기, 양식한 물고기, 질 나쁜 계란, 질 나쁜 벌꿀(벌을 죽이지 않기 위해서 항생제를 사용하는 양봉가가 있음. 양질의 꿀은 몸에 좋다)은 가급적 섭취하지 않도록 유의해야한다.

아토피 환자가 나쁜 음식물을 섭취하면 이물질로 인식 된다. 그래서 음식물의 섭취를 최대한 줄이는 대신 고 비타민, 미네랄, 저단백, 저지방, 저칼로리식을 섭취해야 한다.

즉 식물효소가 많이 함유된 생채소와 발효식품을 되도록 많이 먹는 것이 좋은 것이다.

11
예방의학의 중요성

요즘 고혈압과 당뇨, 아토피, 암 등의 퇴행성질환과 생활 습관병으로 인한 환자가 갈수록 늘어나고 있다.

전국의 보건소와 종합병원은 언제나 환자로 가득하다. 의술의 발달은 수명을 계속 연장시키고 있지만 안타깝게도 현대는 무병장수가 아닌 유병장수 시대이다.

그런데 경제활동을 할 수 있을 만큼 건강하지 못하고, 그냥 연명만 하는 장수라면 첫째 본인이 괴롭고, 둘째 가족이 괴롭다.

또 국가적으로는 노동인구의 감소와 노인층 및 만성질환자의 대량 증가로 인해 의료예산의 과다지출을 초래하고, 경제활동 인구에게는 세금의 부담을 가중시키는 결과를 초래한다.

퇴행성질환이나 생활 습관병은 간단히 한 번의 수술로 해결할 수 있는 성질의 병이 아니다. 당장 수술이 필요한 정도로 위급한

환자는 병원에 입원해 치료해야 하지만, 위급하지 않은 생활습관성 질환은 예방의학이 담당해야 한다.

그러나 안타깝게도 아플 때 병을 고쳐주는 병원은 있어도 일상생활 속에서 어떻게 하면 병에 걸리지 않고 건강하게 살 수 있는지 지도해주는 공적인 기관은 없다.

보건복지부와 산하기관, 또는 매스컴 등에서는 인쇄물이나 방송 등을 통해 병들지 않고 건강하게 살아갈 수 있는 예방지침을 더러 안내하고는 있다.

하지만 한 걸음 더 나아가 널리 일반 국민들을 상대로 조직적이고 체계적으로 실효성 있는 예방의학을 지도하는 공공기관은 없다. 이런 부족한 공간을 대체의료를 시술하는 일부 특수병원이나 자연의학, 민간요법 등이 메우고 있는 것이 현 실정이다.

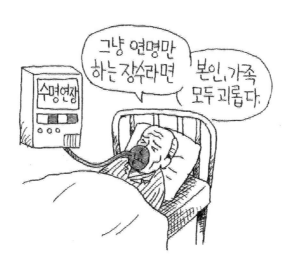

서실건강법의 창시자인 일본의 니시 가츠조 선생은 태생적으로 매우 허약한 체질인데다 병이 잦아서 의사들은 그가 20세까지 살기 힘들 거라며 일찍이 사망선고를 내렸다.

니시는 어차피 죽을 것이라면 내가 내 병을 한 번 고쳐보겠노라고 다짐하고, 스스로 의학서를 섭렵하면서 자기 병을 고쳐나가기 시작했다.

그 결과 그는 자기 병을 치유했을 뿐 아니라 서양의학의 한계를 비판하고 자신만의 독보적인 의학을 체계화한 '의학의 혁명'이라는 책을 저술했다. 이 책은 의학과 민간요법을 집대성한 역작으로 근시안에 빠진 현대의학을 엄하게 질타하며 의학은 반드시 인간의 마음으로 귀착해야 한다고 주장했다.

그의 주장은 미국에서도 큰 호응을 얻었으며 현재 일본은 물론 우리 한국에도 그의 건강법을 따르고 실천하는 의사들을 포함, 많은 추종자들이 있다.

토목기술자로서 미국에 유학했고 일본에서 처음으로 지하철을 설계하는 업적을 이루기도 했던 그의 서식건강법은 시간이 갈수록 동서양을 막론하고 많은 사람에게 큰 공감대를 형성하고 있다.

12
대체의학은 시대의 대세

오늘날 대체의료나 자연치유 요법
은 거스를 수 없는 이 시대의 대세로 자리 잡아가고 있다. 이중

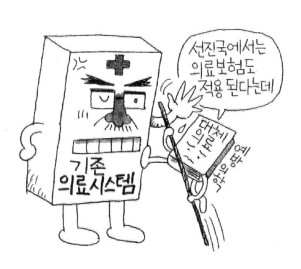

에서도 유럽, 특히 독일은 대체의료에 대한 연구와 지원이 매우 활발하게 진행되고 있다.

독일의 경우, 전체 의료의 15% 이상이 이미 대체의료에 의해 환자들에게 시술되고 있으며, 독일은 물론 미국 등 선진국에서는 의료보험이 이런 대체의료에도 적용이 되고 있을 정도이다.

그러나 우리 한국은 불행하게도 대체의료가 아직 기존 의료시스템의 높은 장벽을 넘지 못하고 있다.

퇴행성질환이나 생활습관병의 치유는 현대의학이 담당하기에는 역부족이다.

병든 사람을 치료하는 현대의학의 중요성을 평가절하해서는 안되지만 어쩌면 대증요법 위주인 현대의학보다 더 중요하고 국가의 의료자원을 우선적으로 투입해야 할 분야는 예방의학이다.

당장 아픈 사람은 고쳐야 하지만 사람들이 아프지 않도록 해서 환자의 절대 수를 줄여나가는 것이 복지를 향상하고 국가 경쟁력을 높이는 길이기 때문이다.

서식건강법에서는 인체 4지의 건강이 전신건강에 필수조건이라고 주장한다. 특히 발에 이상이 있으면 인체의 역학적 불균형을 초래해 병을 유발한다는 것이다.

그리고 혈액순환의 원동력이 모세혈관에 있다고 주장한다. 모세혈관망은 모세혈관과 '글로뮈'로 구성된다.

글로뮈란 모세혈관이 수축할 때 가는 세동맥의 혈액이 모세혈관을 거치지 않고 세정맥으로 흘러가게 하는 옆길 혈관으로 모세혈관 하나에 하나씩 붙어 있다고 한다.

말하자면 혈액의 비상통로가 되는 것이다.

현대의학은 혈액 순환의 원동력이 심장에 있다는 심장펌프설인데 비해 니시의학은 심장의 수축운동보다 모세혈관망의 모세관 현상에 의한 흡인력에 의해 더 많이 이뤄진다고 보고 있다.

모세관 현상으로 모세혈관이 진공상태가 되면 강한 흡인력을 발현하는데 이것이 혈액을 순환시키는 원동력이라는 것이 니시의학의 이론이다.

심장의 펌프운동만으로 전신에 혈액을 순환시키는 것은 역부족이며, 약 51억 개에 달하는 모세혈관과 글로뮈를 혈액순환의 주 원동력으로 본다.

모세혈관과 글로뮈의 협동, 그리고 심장과의 합동작용에 의해 혈액순환이 이루어진다는 것이 니시의학의 혈액순환 이론인 것이다.

인체 내의 모세혈관은 약 75%가 팔과 다리에 모여 있다.

그래서 혈액순환을 원활히 하기 위해서 4지운동을 강조하고 있는 것이다.

여기에 니시의학은 음식과 식습관의 중요성을 강조하며, 배설기능을 원활히 하기 위해서 아침식사를 거르고 생 채소즙을 먹고 생수와 감잎차를 자주 마시라고 가르치고 있다.

그리고 피부의 기능을 강화시키는 것이 중요하고 암은 체내의 산소부족으로 일산화산소가 쌓이는 것이 하나의 원인이며, 긍정적인 생각이 건강에 필수적이라고 주장한다.

현재 우리나라에는 이 니시의학을 받아들여 단식을 지도하고 또 식생활과 생활습관의 개선으로 퇴행성질환과 생활습관병을 이겨내는 사람들이 나날이 늘어나고 있다.

사실 단식과 식습관, 생활습관의 개선만으로 당뇨나 고혈압을 물리칠 수 있으며 암도 얼마든지 예방할 수 있다.

바로 이런 일을 일부 대체의료를 하는 병원과 자연의학, 민간 요법 지도자들이 말하고 있는 것이다.

13
당뇨환자에게 해로운 육류와 기름

오늘날 당뇨와 고혈압은 국민병이 되었다. 평생 약을 먹어야 하는 난치병으로 알려져 있다. 우선 먼저 당뇨의 원인에 대해 알아보자.

인체의 세포내에서 에너지를 만드는 곳을 '미토콘트리아' 라고 한다. 포도당이 세포 내에 들어오면 미토콘드리아에서 연소되어 에너지가 생성된다. 세포에는 포도당이 들어가는 입구가 있다. 이 입구를 인슐린 리셉터라고 한다.

빵이나 면, 쌀 등 전분질을 먹으면 포도당이 생산되고 혈당치가 올라간다.

그러면 췌장의 랑겔한스섬에서 인슐린이 분비되고, 인슐린은 인슐린 리셉터를 열게 하며, 포도당은 열린 입구를 통해서 세포 안으로 들어가 연소해서 에너지를 생산하게 되는 것이다.

포도당이 세포 안으로 들어가면, 혈액 중의 혈당치는 내려가게 된다. 그런데 당뇨병 환자는 혈당치가 내려가지 않고 올라간다.

그 이유는 혈관벽이나 세포주위에 지방과 콜레스테롤이 부착돼 있어 포도당이 세포 안으로 들어 갈 수 없기 때문이다.

혈당치가 1dl당 160㎎ 이상으로 올라가면 신장의 여과기능이 저하되며, 이것이 한계에 달하면 당이 오줌으로 배출되기 시작한다. 이것이 당뇨병이다.

이런 당뇨병 환자일수록 육류의 섭취를 삼가야 한다.

식물성유지, 즉 트랜스지방은 발암성이 높은 물질이다. 기름은 고온에서 짜고 있는데 고온에서는 기름이 산화하게 된다.

산화한 기름은 과산화지질이 되고, 이런 기름은 염증을 유발하는 물질로 쉽게 변화한다.

따라서 염증이 있는 사람은 리놀산이 많은 기름 섭취를 줄여야 하며, 알레르기 환자도 기름 섭취를 줄여야 한다.

아토피성 피부염, 비염, 혈막염, 중이염, 기관지염, 간염, 신장염, 방광염 등은 모두 염증질환이며 류머티즘도 염증반응으로 이 부위에 발암물질이 침투하면 암이 발병되기 쉬운 상태가 되기 때문이다.

모든 것이 연소하면 곧 산화하듯이 몸에 염증이 있다는 것 자체가 산화한다는 것이며 이로 인해 암에게 한 걸음 더 다가가게 되는 것이다.

따라서 기름은 식물성기름 중에서도 산화가 덜 되는 기름, 트랜스지방이 적은 기름을 섭취하는 것이 좋다. 참기름이나 유채씨

기름, 아마인유 등이 여기에 해당된다.

그러나 기름은 췌장과 담낭에 부담을 주는 음식이므로 가급적 적게 섭취하는 것이 좋다.

14
설탕이 비타민을 파괴한다

인체 내의 세포에 들어온 포도당을 태우기 위해서 불을 붙여야 하고 불을 붙이기 위한 성냥이 필요하다. 그런데 이 성냥에 상응하는 역할을 하는 것이 비타민 B1, B2, B3, B6, B12이다.

포도당의 연소에는 이 비타민 B군 5종 모두가 필요하며 이중 하나만 모자라도 연소가 되지 않고 중성지방으로 변환된다. 그리고 이것이 인슐린 리셉터를 닫게 함으로써 포도당의 세포유입을 막아 당뇨병을 발생시킨다.

그런데 이 중요한 필수영양소인 비타민 B군을 파괴하는 것이 다름 아닌 설탕이다. 정제된 설탕에는 비타민 B가 전혀 없기 때문이다.

물론 정제되지 않은 설탕의 원당에는 비타민B가 풍부하다.

그러나 현재 설탕의 원당은 가공되어 있으며, 시판 중인 설탕

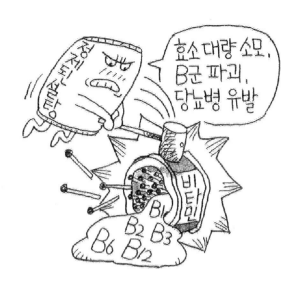

가운데 정제하지 않은 설탕은 거의 없다.

　설탕은 인체 내의 효소를 대량으로 소모할 뿐 아니라 비타민 B군을 파괴해서 당뇨병을 유발하므로 절대 섭취해서는 안 된다.

　등푸른 생선에는 비타민B3이 많고, 해조류에는 비타민B12가 많다. 이 외에 콩 종류와 도정하지 않은 곡물, 호박, 발효식품에도 비타민이 많이 들어있다.

　단백질도 동물성 단백질보다는 식물성 단백질이 좋다. 고기나 생선 대신 매일 콩, 두부를 먹으면 좋은 이유다. 당뇨병 환자는 두부를 많이 먹어 단백질을 보충해야 한다.

　당뇨병 환자는 식사를 하기 20~30분 전에 현미발효 식품과 대두 프로테인 1~2 숟가락 분량을 먹으면 좋다. 비타민 B군과 프로테인이 먼저 체내에 들어가면 지방의 연소효율이 좋아지기 때문이다.

이렇게 먹으면 중성지방도 줄어 다이어트에도 좋다. 이것을 효소감량법이라고 한다. 천천히 확실하게 그리고 편하게 감량되는 것이다. 이렇듯 중성지방의 연소가 잘 되면 누구나 체중이 줄어든다.

그런데 만약 감량이 안 되는 사람이 있다면 그 사람은 갑상선 호르몬 분비가 나쁜사람이라고 할 수 있다. 기초대사량이 낮아져서 절대 감량이 안 되는 것이다.

이런 사람 역시 현미발효 식품을 먹으면 좋다. 그리고 깨를 하루에 30~40g 먹으면 갑상선과 부갑상선 호르몬의 분비가 균형을 이룬다. 그리고 걷기와 등산은 갑상선을 튼튼하게 한다.

15
고혈압과 신장은
어떤 관계에 있는가

우리가 섭취한 음식물은 소화, 해독, 분해된 다음 분자 단위의 영양소로 변환된 후 간장으로 가서 저장되며 거기서 다시 심장으로 이동한다.

그리고 심장에서 영양소와 혈액이 섞여 다시 폐로 이동하는데 이 폐에서 산소를 받아 비로소 완전한 혈액이 된다.

그런가 하면 신장은 오염된 혈액을 정화해서 심장으로 보내고 찌꺼기는 오줌으로 배출하는 역할을 한다.

즉 신장은 혈액을 거르는 필터 역할을 하는데, 이 필터가 원활히 작동하지 않고 막히게 되면 고혈압이 되는 것이다.

이 신장의 모세관이 막혀 여과기능이 저하되면 막힌 곳을 통과하기 위해 심장에서 압력을 가할 수밖에 없다. 이렇게 되면 혈압이 오르게 된다.

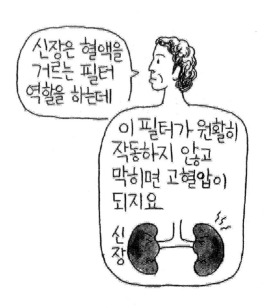

　심장은 좌심방에서 혈액을 내보내는데 심장에 압력이 가중되면 이 좌심방이 비대해지며 심장비대, 심부전으로 진행된다.

　즉 신장은 커져서 신장비대가 되고 이는 신부전을 불러오며, 고혈압은 진행되어 신부전을 유발하게 된다. 이것이 고혈압의 합병증이다.

　신장에 나쁜 것이 정제된 설탕과 정제된 소금이다. 신장은 당의 대사가 약하기 때문이다.

　당뇨가 되면 신장에 합병증이 오며 당뇨병에서 고혈압으로 진행되기도 하고 또 고혈압에서 당뇨병으로 진행하는 경우도 있다.

　신장은 당 외에도 칼슘과 칼륨, 단백질도 대사하는데, 신장이 약해지면 오줌에 단백질이 섞여 나오기도 한다. 또 투석을 하는 사람의 경우 칼슘대사가 안 된다.

칼슘 흡수가 나빠지면 신장결석이나 방광결석, 요관결석이 유발된다. 칼슘이 흡수되지 않고 그대로 배출되어 버리면 골감소증이 되는 것이다.

신장이 나쁘면 칼슘이 빠져나가 버리게 된다.

뼈가 약해지게 되고 연골이 튀어나오고 추간판 헤르니아, 슬관절에 통증이 온다. 무릎이나 발목 연골이 튀어나오는 것은 신장이 약해져서 그런 것이다.

신장이 나빠지면 요산처리가 잘 안되어 요산을 심장으로 돌리게 된다. 이렇게 되면 심장의 혈중 요산치가 높아지고 이 요산이 관절에 쌓이면 통풍이 오게 된다.

동물성 단백질의 과다섭취는 장에 암모니아 발생을 유발하며 암모니아는 간장에서 해독돼 요산이 된다.

요산은 신장에서 처리되어 오줌으로 배출되는데 인돌이라는 물질은 간장에서 인독실 유산으로 변화해서 신장의 세뇨관을 파괴해 버린다.

따라서 이것을 예방하려면 장 속에 암모니아가 발생하지 않도록 해야 하며 이를 위해 생채소를 많이 섭취하는 것이 좋다.

생채소 속에는 효소와 GABA(알파-아미노 낙산)가 함유되어 있기 때문이다.

현미발효 식품에는 이 효소와 GABA가 풍부하며 특히 현미배아에 많이 함유되어 있다.

그러므로 고혈압과 당뇨환자들은 육식과 기름, 설탕의 섭취를 줄이는 대신 식물성 단백질이 풍부한 대두 등 콩류, 효소와 GABA가 풍부한 현미발효 효소를 되도록 많이 섭취하는 것이 좋다.

16
신장의 기능회복을 돕는
현미발효 식품

신장의 혈액여과기능이 저하되면 신장에서 레닌이라는 효소가 분비되는데 이 레닌은 말초혈관을 굳게 만든다.

즉 심장에서 말초혈관으로 혈액이 흘러가서 신장으로 돌아와 정화된 후 다시 심장으로 돌아가는데, 신장 여과기능이 떨어지면 심장으로 돌아오는 혈액량이 줄어들게 된다. 그러면 레닌이 생성되어 말초혈관을 굳히게 되는 것이다.

이렇게 되면 신장에서 나온 혈액이 말단까지 가지 않고 빠른 속도로 많은 양이 신장으로 되돌아오게 된다. 신장의 기능을 높이기 위해서 몸이 그렇게 움직이는 것이다.

그 결과 손과 발끝의 혈액량이 줄어들어 손발이 차고 건조하게 되어 손발이 트는 증상이 나타난다. 이로 인해 발뒤꿈치가 갈

라지기도 하는데 이런 사람은 신장이 약하다.

이 증상이 몸 위로 올라오면 팔꿈치와 무릎이 딱딱해지는 증상이 나타난다. 그리고 이것이 더 진전되면 귀의 모세혈관 혈류가 나빠져 난청이 일어나게 된다.

신장이 약해져서 크레아틴이 다량 분비되면 인공투석을 해야하는데 인공투석을 하는 사람 가운데는 그래서 보청기를 사용하는 사람이 많은 것이다.

신장이 나빠지면 귀가 나빠지고 간장이 나빠지면 눈이 나빠지며 증상이 더 악화되면 뇌의 모세혈관이 막히면서 치매가 오게된다.

크레아틴: 아미노기 대신 구아니딘기를 가진 아미노산 유사물질로 척추동물의 근육 속에 다량으로 존재하는데, 인산과 결합해서 크레아틴 인산으로 존재하다가 산소가 결핍되면 근육에서 ADP를 ATP로 인산화 시키면서 다시 인산과 크레아틴으로 분해된다.

혈압이 높은 사람, 이명이 있는 사람, 요통이 있는 사람은 모두 신장이 나쁘다. 신장이 나쁘면 요통이 생긴다.

신장을 튼튼히 하기 위해서는 검은콩, 미역, 우엉, 매실을 섭취하는 것이 좋다. 그리고 현미발효 식품인 곡류효소는 신장에 매우 좋은 기능성식품이다.

신장은 갑상선과 부갑상선의 호르몬 밸런스로 칼슘을 대사하기 때문에 현미효소가 좋은 것이다. 현미곡류 효소는 골감소증에도 좋은 식품이다.

레닌에 의해서 폐에서 안지오텐신이라는 호르몬이 생성되면 혈압이 올라간다. 혈압강하제는 그래서 안지오텐신을 차단하는 효과를 가진 약이다.

폐호흡을 하면 안지오텐신이 늘어나고 이는 혈압을 올리는데 특히 복식호흡을 하면 안지오텐신을 차단하는 키닌이라는 호르몬이 만들어진다. 이 키닌은 혈압을 내리게 한다.

그리고 된장에 함유된 펩치도라는 물질도 안지오텐신을 차단하는 효과가 크다. 또 연근과 우엉은 혈압을 정상으로 유지하는데 도움을 주는 식품이다. 혈압이 높은 사람은 매일 먹으면 좋다.

레닌: 젖 속에 들어있는 효소로서 단백질(카세인)을 분해하는 역할을 한다.

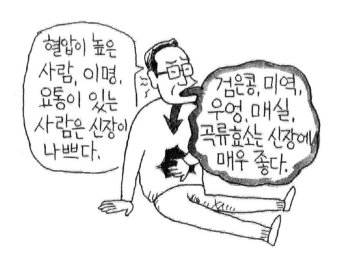

17
플라스민이 혈전을 녹이고
경색을 예방한다

레닌과 안지오텐신이 나오면 신장이 나쁜 것이다. 혈관 내벽은 항상 생채기가 나고 구멍이 나게 되어 있는데 여기에 혈소판이 붙으면 혈전이 생성된다.

이 혈전이 떨어져나가 혈관 끝으로 가면 혈관을 막히게 만들고 이렇게 되면 혈관 끝이 부패하게 된다. 혈전은 그래서 녹여서 없애야 하며 이 혈전을 녹이는 물질이 혈전용해 효소인 플라스민이다.

플라스민이 없으면 늘어난 혈전으로 혈관이 막히게 된다.

그리고 뇌의 혈관이 막히면 뇌경색, 심장의 혈관이 막히면 심근경색이 되는 것이다.

이 플라스민을 만드는 효소가 우로키나아제라는 효소이다.

이 우로키나아제는 신장에서 만들어지는데 신장이 약해지면 우로키나아제를 만들지 못하게 되고 이로 인해 뇌경색과 심근경색이 오는 것이다. 이것이 고혈압의 합병증이다.

당뇨도 마찬가지이다. 당이 높으면 신장에 부담이 되기 때문이다. 우로키나아제의 원료는 콩이다. 그러므로 콩을 많이 먹어야 한다.

당뇨병 환자는 식사를 콩 단백질과 저칼로리, 고비타민, 고미네랄 음식으로 전환해야 하는 것이다.

신장이 나쁜 사람은 열량을 하루 1,500칼로리 이하만 섭취해야 하며, 당뇨병 환자도 마찬가지이다. 신장병이 있는 사람도 고비타민, 고미네랄, 저단백질 음식으로 밥상을 바꿔야 한다.

우로키나아제를 많이 함유한 식품으로는 나토키나아제가 있다. 따라서 신장결석이나 방광결석, 콜레스테롤이 높은 사람은 청국장, 나토키나아제를 먹는 것이 좋다.

청국장, 나토키나아제에 깨와 양파를 썰어 넣고 함께 먹으면 콜레스테롤이 내리고 인체 내의 결석성분을 녹이는 효과가 있다.

신장은 예민하게 기능하는 침묵의 장기이며 생명에너지를 만드는 장기이다.

장시간 냉방을 하거나, 자기 전에 음식물을 섭취하는 것은 신장에 좋지 않다. 충분한 휴식과 수면을 하는 것이 신장에는 좋다. 그래야 혈압이 안정되고 뇌졸중이나 심근경색에 걸리지 않는 것이다.

18
신장을 튼튼히 만드는 하루의 음식

많은 의학자들이 권하는 하루의 음식
은 다음과 같다. 이 견해와 다른 학자도 있을 수 있음을 알린다.

　1. 하루 섭취 칼로리는 1,200~1,500칼로리

　2. 현미 200g

　3. 깨, 약 35~40g

　4. 두부 300g. 검정콩 두부면 더 좋다.

　5. 생채소 400g. 채근류 100g

　6. 된장국

　7. 검정콩과 미역, 4~6 큰 숟가락

　8. 매실과 우엉 60g

　9. 현미곡류 효소

　10. 아침에 효소칵테일 한 잔

점심과 저녁에는 1~9번의 음식물과 약알칼리성 생수 1~2리터를 천천히 마시면 좋다.

19
적당한 운동은 자연의 섭리

　　　　신진대사를 활발히 하기 위해서는
무엇보다도 혈액순환, 폐순환이 원활해지도록 적당한 운동이 필
요하다. 적당한 양의 운동은 심신을 건강하게 하며 마음에 평안
을 준다.

　　우리가 운동을 하면 심장은 활발하게 움직이며 혈관의 수축과
이완에 의해 혈액은 전신에 산소와 영양을 골고루 순환시킨다.

　　바로 이때 중요한 역할을 하는 것이 근육이다. 근육 중에서도
다리 근육은 몸 전체의 7할 정도를 차지하고 있다. 그래서 다리
는 제2의 심장이라고도 한다. 따라서 다리가 약해지면 심장도 약
해진다.

　　심장의 박동 수는 1분에 72회로 36도인 체온의 2배이며, 폐호
흡은 1분에 18회인데, 이는 1분에 18회씩 들어오고 나가는 바다
의 파도와 같다.

우주의 파랑(대기의 찬 공기와 더운 공기의 교류)이 1분에 18회로서 이 파랑에 의해서 파도도 18회가 발생하는 것이다.

인간의 호흡도 우주의 법칙을 따르고 있다. 심장 박동수 72를 2배하면 혈압의 수치가 되고, 혈압의 수치를 다시 2배하면 288이 되는데 이는 임신 기간에 해당한다.

건강은 누가 거저 주는 것이 아니다. 오직 자신이 챙겨야 하고 제대로 된 정보를 얻어 실천에 옮겨야 한다.

몸이 원하는 올바른 음식과 적당한 운동, 평온한 마음이 퇴행성 질환과 생활습관병을 고치는 지름길이라는 것을 잊지 말자.

수명이 백 세 시대를 앞둔 우리로서는 시대에 맞게 100세까지 살기 위해서는 유병장수가 아닌 무병장수의 길로 나아가야 하는 것이다.

효소로 각종 질병을
치료한 사람들의 사례

1.
오십견

이 병은 주로 50대에 많이 나타나므로 오십견이라고 부르지만, 오늘날 40대에도 자주 나타나는 질병이다.

원인은 혈류의 약화로 어깨 관절 근육에 유산 또는 필빈산이 나타나서 평소에는 괜찮았던 어깨가 어깨를 좌우로 움직이거나 기타 운동을 할 때 어깨를 움직일 수 없을 정도로 뒤로 제칠 수 없어서 나타나는 현상이다.

이것은 적혈구가 얽혀서 생긴 증상으로 효소를 많이 섭취하거나 효소가 듬뿍 들어 있는 음식을 섭취하는 것이 효과적이다.

사례

김무생(남성 52세 서울 중곡동)씨는 오른 쪽 어깨를 뒤로 제칠 수 없을 정도였으며, 가끔 오른 쪽 어깨가 저리거나 통증이 와서 야구공도 던지지 못할 정도였다.

그는 지인을 통해서 효소가 좋다는 말을 듣고 효소에 관한 책을 사서 읽고는 매일 보통 두 배가 넘는 위효소를 섭취하고, 아침은 주로 야채와 과일만 먹었다. 아침뿐만 아니라 식사를 거의 과일과 야채 중심으로 했다. 약 6개월이 지나서 어깨가 자유롭게 움직이게 되면서 자신의 병이 나았음을 알았다.

2.
요통

박남성(남성 57세, 인천 부평구) 씨는 지금
까지 별로 몸이 아파 본 적이 없을 정도로 건강했는데, 어느 날
갑자기 허리가 아파 인근 병원에 갔더니 종합 병원에 가서 진찰
을 받아보라고 하여 부평에 있는 힘찬 병원을 찾아가서 MRI검사
를 받은 결과, '요추간판 헤르니아'라는 진단을 받고 수술을 하
려고 했으나 그의 친구가 수술을 결사코 만류하여 다른 방법을
찾아보라고 하였다. 그러던 차에 신문에 효소에 대한 광고를 보
고는 아내를 시켜 서점에 가서 효소에 관한 책을 사오게 하였다.
그 책을 탐독한 박 씨는 반 단식법과 함께 효소건강식품을 먹기
로 하였다.

그렇게 복용한 지 한 달이 채 안 되어서 허리를 움직이는데 통
증 같은 것을 느끼지 못하였다. 용기를 얻은 박 남성 씨는 더욱
열심히 반 단식법과 효소 건강식품을 열심히 먹었다. 그렇게 6개

월 후에 몸을 움직이거나 운동을 하는 데에도 조금도 불편함이 없고, 허리가 아프지 않아 병원을 찾아가서 진단을 받았더니 완쾌되었다는 기쁜 소식을 들을 수 있었다.

3.
편두통

사례

김영환(남성 46세, 부산 중구) 씨는 한창 젊은 나이인 19세 때부터 머리가 자주 아팠다. 그때마다 두통약을 복용하여 가라앉히곤 했다. 그런데 김영환씨가 30세 되던 해애 매알같이 두통약을 먹어도 별로 차도가 없자 병원을 찾아가서 MRI검사 등 여러 방면으로 검사를 하였다. 그러나 단순히 정신적인 데서 오는 편두통이라는 진단을 받았다.

그렇게 세월을 보내어 그가 40세에 되던 해에 도저히 참을 수 없어서 서울 큰 병원을 찾아가서 종합 진찰을 받았다. 그 결과 두통 외에도 어깨결림, 식욕부진, 트림, 악취 나는 방귀, 설사 등 각종 병이 있음을 알았다.

그는 친지의 소개로 효소클리닉을 찾아갔다.

그곳에서 다시 면밀히 진찰을 받은 결과 그 모든 증상이 장내 부패에서 오는 것임을 알게 되었다. 김 씨는 그 클리닉 원장의 권유로 2주간의 반 단식법과 효소건강식품을 집중적으로 섭취했다. 그렇게 한 지 2개 월 만에 모든 증상이 깨끗이 사라지고 말았다.

오염된 혈액이 모든 증상의 원인이었다. 따라서 효소 건강식품으로 혈액을 정화하면서 반 단식법을 시행한 결과 두통이 완전히 사라지게 된 것이다.

김영환 씨는 새로운 인생을 맞이한 기분으로 효소가 이렇게 좋은지 미처 몰랐다고 말하였다.

그는 지난날처럼 여전히 회사생활을 하고 있지만 식생활은 완전히 바꾸었다. 즉 효소가 많이 들어 있는 식품을 주로 섭취했다.

4.
어지러움증

사례

　이영자(여성, 37세, 경기도 용인시)씨는
어려서부터 단 것을 좋아하였다. 어른이 되어서도 그 습관을 못
고쳐 동서양식품을 막론하고 단 것을 입에 달고 살았다.

　그러던 그녀가 37세가 되던 4월 어느 봄 날 잠자리에서 일어나
는데 도저히 움직일 수가 없었다. 그뿐만 아니라 천정이 빙빙 돌
고 있음을 알았다. 인근 병원으로 가서 진찰을 받은 결과 병명은
메니에르 병, 즉 어지러움이었다. 그녀는 1주일동안 치료를 받고
퇴원했으나 완치가 되지를 않아 가끔씩 어지럽고 누워있으면 천
정이 빙빙 돌고 있었다.

　그러던 어느 날 그녀를 찾아온 친구가 효소가 그렇게 몸에 좋
으니 한 번 복용해보라고 권하였다. 친구의 권유에 따라 효소건
강식품을 복용하기 시작했다. 그리고 그렇게 좋아하던 단 것을
일절 입에 대지 않았다.

효소를 복용한 지 일주일이 되면서 몸의 컨디션이 좋아짐을 느낀 이영자 씨는 서점에 가서 효소에 관한 책을 읽었다. 그리고 그 책에서 소개한 반 단식법과 효소건강식품을 함께 섭취하기로 하였다.

그렇게 한 지 3개월이 지나면서 어지러움도 거의 없어지고, 방에 누워있으면 천정이 빙빙 도는 현상들이 사라졌다.

이영자 씨는 자신의 병이 완쾌된 것은 오로지 효소 덕분이라고 생각하고 친지들에게 효소에 대해서 권하면서 자신도 예전의 식생활 습관을 완전히 고쳐 효소와 과일, 야채 중심의 식사를 위주로 하고 가족들에게도 그런 식단을 꾸리고 있다.

5.
대장암

최덕만(남성, 49세, 충북 제천) 씨는 지난 8월에 청주에 있는 종합병원에서 대장암 진단을 받고 수술을 하였다. 수술한 지 4개월이 되면서 복부 및 림프절에 암세포가 전이되었다. 병원에서 항암치료를 권하였으나 그는 완강하게 거절하고 퇴원하여 다른 방법을 찾고 있었다. 그러던 어느 날 출장 갔다 온 그의 회사 동료가 유명한 효소클리닉센터에서는 암도 치료한다는 말을 듣고 최씨는 부랴부랴 짐을 챙겨 센터로 갔다.

효소클리닉센터에서 그에게 아래의 치료방법을 권유했다.

(1) 반 단식을 시작하는 식양생
(2) 기능성 시품의 섭취
(3) 원적외선 치료 및 침과 뜸 치료

최 씨는 처음에는 반신반의 하였으나 이제 자신이 살 수 있는 방법은 그 길 밖에 없음을 깨닫고 물에 빠진 사람이 지푸라기라도 잡는 심정으로 클리닉센터의 지시를 철저하게 따랐다.

그렇게 치료와 섭생을 취한 지 반 년이 되어서 그의 몸이 좋아지는 것을 확연히 느낄 수 있었다. 무엇보다 식욕이 살아난 것이다. 다시 3개월이 지난 후 CT와 MRI검사를 한 후 놀랍게도 '암으로 보이는 것들이 전혀 보이지 않습니다.' 라는 놀라운 말을 듣게 되었다. 그는 처음에는 믿어지지 않아 검사관에게 재차 물었다. 검사관으로부터 똑같은 대답을 들은 그는 너무 기뻐서 울었다. 그리고 클리닉센터 소장에게 진심으로 감사의 말을 전하였다. 그리고는 1개월 후에 다시 검사를 했으나 여전히 암세포가 완전히 사라졌다는 소식을 듣고 기뻐했다.

6.
췌장암

췌장은 인체 내에 여러 기관 중에서
효소를 저장하는 뛰어난 창고이다. 만약 우리가 과일이나 야채
를 일절 안 먹고 열로 끓인 음식만 먹는다면 제일 먼저 손상을
입는 것이 췌장이다.

췌장에서는 아미라제, 마르타제 등의 당 분해효소, 리파제 등
의 지방분해효소, 트리프시노겐, 엔테로키나제, 트리프신, 키모트
리프시노겐 등의 단백질 분해효소 등이 항상 분비되면서 우리가
먹은 음식을 소화시키고 있다.

그런데 가열한 음식만 섭취한다면, 이러한 췌장요소는 24시간
내에 소멸되면서 고갈되어 끝내는 췌장이 부어오르면서 비대해
진 나머지 암으로 발전된다.

박복순(여성, 75세, 대구 달성동)씨는 소화가 잘 안 되는 등 몸의 이상을 느껴 종합병원에서 정밀 검사를 받은 결과 췌장암으로 진단을 받았다.

　췌장은 수술 불가능한 위치에 있을 뿐만 아니라 환자의 연령상 수술은 불가능하였다.

　박복순씨는 점차 식욕이 떨어지고, 트림이 나오고 구토 증세가 나타나면서 복부가 팽만해지기 시작했다.

　그녀는 삶에 대한 집착이 강했다. 또한 그녀의 자녀들이 모두 효자들이어서 어떻게 해서든지 어머니를 살려보려고 애를 썼다.

　그렇게 몇일을 지내던 중에 서울에 사는 큰 아들이 효소클리닉센터의 치료법에 대한 책자를 구입하였다. 대구 어머니에게 달려간 큰 아들은 어머니에게 이 방법을 권하였다. 살아야겠다는 의욕이 누구보다 강한 박복순씨는 아들이 권하는 대로 하였다.

　과일과 생야채로 아침, 점심, 저녁을 먹고, 효소건강식품을 대량으로 섭취하였다.

　반 단식법은 지속 압착 식으로 짜낸 주스만을 마시고, 보조식품으로 위효소와 장효소를 대량으로 섭취함과 동시에 면역, 기능 강화 보조식품을 겸용시킨 결과 1주일 후에 증상이 개선되는 것이 보이기 시작했다.

즉 식욕이 왕성해지고 구토와 설사가 멈추었다.

박복순씨는 살 수 있다는 희망을 느끼자 이번에는 아들이 제공해준 그 책자대로 주스와 더불어 고형물을 첨가하는 동시에 식양생법의 내용을 조금씩 첨가하기 시작했다.

이렇게 해서 3개월이 경과한 후에 병원에 가서 정밀 검사를 받은 결과 췌장암이 상당히 축소된 것을 확인할 수 있었다.

7
기관지 천식

천식은 일반적으로 기관지와 폐의
병이라고 보고 있다. 그런데 그 병의 원인이 장의 오염이라는 것
은 의학계에서 안 알려진 비밀이다. 천식이나 아토피, 비염 등의
질병은 설탕이나 고단백 식으로 인한 장 질병이다. 그리고 단백
질의 비분해 상태가 그대로 흡수되어 혈액 속에서 이것이 면역계
로부터 이물질로 인정되어 식세포의 공격을 받음으로써 항원항
체 반응이 일어나고, 알레르기 반응이 일어나기 시작하면서 발생
한 질병이다.

미국의학계에서도 인정한 바 있지만, 이 병은 장과 깊은 관계
가 있는데, 거꾸로 말한다면 대장 속에 숙변을 깨끗이 배설하고
장내의 부패를 막는다면 천식은 좋아진다.

이숙자(여성, 62세, 인천 구월동) 씨는 38세 때부터 천식이 나타났는데, 이 병이 걸리게 된 것이 그녀의 생업인 미용사 때문이 아닌가 생각하여 직업을 바꾸어 보았으나 별로 효과가 없었다.

그로부터 약 20년간 고생하던 그녀는 최근에는 기관지 확장제와 스테로이드를 복용해왔다. 그럼에도 불구하고 아무런 차도가 없다. 오히려 발작이 더욱 심해지자 이제 포기하려고 하던 차에 그녀의 남편이 효소에 대한 책을 읽고 그녀에게 효소방법을 권하였다.

그녀는 마지막이라는 생각으로 남편의 말대로 책에 쓰여있는 방법을 따라하기로 하였다. 그리하여 그녀는 효소건강식품과 면역기능강화식품을 겸용하면서 발작이 일어나면 효소건강식품을 가외로 더 섭취하였다.

그렇게 한 지 6개월이 지나면서 숙변이 배설되고, 어쩌다가 일어나는 발작도 점차 줄어들더니 마침내 완전히 멈추었다.

8.
당뇨병

당뇨병 역시 효소부족으로 인해서 생긴 질병이다. 이 병에 걸린 환자는 식사를 주로 과일로 해야 한다. 그런데 과일에는 과당이 많아서 칼로리가 높으므로 당뇨병 환자들은 과일을 먹지 않는 것이 좋다고 말하는 사람도 있으나 이것은 잘못된 생각이다.

과당은 그 대사 정도가 설탕과는 전혀 달라서 인슐린과는 전혀 관계가 없다.

이 이론을 입증할 수 있는 예로 당뇨병 환자가 응급실에 실려 오면 의사는 제일 먼저 '풀크토스'를 점적한 후에 다음에 무슨 조치를 취할 것인지를 생각한다. 이것은 풀크토스로는 혈당치가 올라가지 않는다는 것을 입증하는 것이다. 풀크토스는 바로 과당이다. 즉 풀크토스는 과당에 미네랄을 첨가한 약품이다.

또한 과일의 칼로리는 매우 낮다. 쿠키 100g은 492cal인데, 멜론

100g은 43㎈에 불과하다. 과일 중에서 가장 달다고 하는 멜론이 이 정도인데 다른 과일은 말할 것도 없다. 이것이 바로 과일의 매력이다.

따라서 당뇨병 환자들은 아침 식사로 과일을 먹고 멜론을 추가하는 것이 좋다. 저녁 식사는 생야채에 토란을 넣은 미역국을 끓여서 먹는 것이 좋다. 이렇게 1주일을 계속 섭생한 후에 적당히 꾸린 식단으로 반(半) 단식을 실행하면 당뇨병은 호전의 증세가 나타난다.

사례

황우려(남성, 65세, 인천 강화)씨는 30년동안 당뇨병을 앓고 있는 환자이다. 30년간이나 혈당강하제를 복용하여도 별로 효과가 없자 민간요법으로 해야겠다고 생각하고 있던 차에 지인으로부터 효소건강법을 알게 되었다.

그는 부리나케 서점으로 달려가 효소에 대한 책을 모조리 사서 탐독한 다음 그 책에서 알려주는 방법대로 하기로 했다. 그리하여 그는 우선 반 단식요법과 함께 효소건강식품을 3개월간 섭취하였다. 그러자 몸의 컨디션이 좋아져서 병원에 가서 진찰을 받은 결과 헤모글로빈 AIC가 5.2%로 정상범위에 들어선 것이다.

그는 당뇨병에 대한 두려움에서 이길 수 있다는 자신감으로 바뀌었다. 그때부터 혈당강하제도 먹지 않고 오로지 효소건강식품으로 대체하였다.

9
C형 만성간염

만성간염같이 잘못된 치료로 인해서 많은 사람들이 고통으로 시달리고 있는 병은 드물다.

여기서 말하는 잘못된 치료란 잘못된 식이요법을 말하는 것으로, 고단백질을 섭취하는 식사를 말한다.

간염에 고단백식이 좋지 않다고 하는 이유는 C형 만성간염환자들의 혈액에 암모니아가 증가하고 있는데, 여기에 고단백식을 일상화하면 질소 잔류물이 장내에서 대량 증가함으로써 혈액이 오염되어 걸쭉하게 진행되면서 간염은 더욱 악화되기 때문이다.

따라서 가장 좋은 치료법은 고단백식 음식 즉 두부나 생선 등을 멀리하고 반 단식요법으로 장내를 깨끗이 정화시킨 후에 영양을 섭취하는 방법이다.

즉 장내 청소 없이 다짜고짜로 고단백식을 한다면 간염은 더욱 악화될 것이다.

만약 단백식을 취한다면 아미노산을 섭취하는 방법 밖에 없다. 아미노산 그 자체를 섭취한다면 생체에 유익하게 작용할 것이다. 문제는 아미노산과 단백질 그 중간물질이다. 중간물질이란 질소 잔류물로, 이것이 혈액을 오염시키는 원흉이다.

아미노산 또는 아미노산에 가까운 음식물로는 다음과 같은 것이 있다.

(1) 아미노산이 포함된 먹거리로 과일, 흑식초, 식초
(2) 아미노산에 근접한 물질로 단백질이 분해된 식품으로 발효된 식품

위에서 열거한 먹을거리를 섭취하는 것이 효과적인 이유는 매우 양질의 아미노산을 섭취할 수 있기 때문이다.

간염환자가 아미노산을 섭취했을 때 이를 잘 소화시키기 위해서는 효소 체제의 도움이 필요하다.

과일이나 식초가 인체에 좋은 이유는 아미노산이 대량으로 포함되어 있기 때문이다.

사례

윤종선(여성, 62세, 경북 포항) 씨는 혈압이 180~200정도로 높은데다가 3년 전에 C형 만성간염에 걸렸는데, 최근에는 간경화로 발

전되었다. 그리하여 정맥류는 언제 파괴될지 모른다고 의사가 말하였다.

몸은 늘 무거운데다가 두통, 어깨결림, 요통 등이 찾아와 고통이 심했고, 아침에 잠자리에서 일어나기가 겁이 날 정도였다.

그는 현대의학으로 고치겠다는 생각을 버리고 다른 방법을 찾던 중에 효소건강법을 알게 되었다. 그리하여 반 단식요법과 함께 효소건강식품을 항상 복용하였다. 효소건강식품으로는 버섯제제 및 마그네슘제제를 복용하였다. 여기에다가 한방병원을 찾아가서 침과 뜸을 맞았다. 그렇게 한 달이 지나자 몸이 호전되는 것을 느꼈다.

우선 단잠을 잘 수 있었고, 어깨, 등의 고통증세가 사라졌다. 얼마후에는 그렇게 고통을 주던 두통도 사라졌다. 혈압도 자연히 150~170정도로 떨어졌다. 그녀는 이 모든 것이 효소덕분인줄알고 지금도 열심히 효소건강식품을 상식하고 있다.

면역력을 증가시키는
효소 건강법

인쇄일	2023년 5월 15일
발행일	2023년 5월 20일
지은이	후지모도 다이사부로
감 수	강재만
옮긴이	김용환
발행처	뱅크북
신고번호	제2017-000055호
주 소	서울시 금천구 가산동 시흥대로 123 다길
전 화	(02) 866-9410
팩 스	(02) 855-9411
이메일	san2315@naver.com